U0206683

本研究是河北省科技厅软科学研究计划项目 （134577202）

GONGLI YIYUAN GONGYIXING
HUIGUI JI PINGJIA YANJIU

公立医院公益性回归及评价研究

井永法 ◎ 著

中国社会科学出版社

图书在版编目（CIP）数据

公立医院公益性回归及评价研究——基于新医改强调回归公益性背景 /
井永法著 . —北京：中国社会科学出版社，2014.12
ISBN 978 - 7 - 5161 - 5573 - 8

Ⅰ.①公…　Ⅱ.①井…　Ⅲ.①医院 - 管理模式 - 研究　Ⅳ.①R197.32

中国版本图书馆 CIP 数据核字（2015）第 032716 号

出 版 人	赵剑英	
责任编辑	任　明	
特约编辑	乔继堂	
责任校对	邓雨婷	
责任印制	何　艳	

出　　　版	中国社会科学出版社	
社　　　址	北京鼓楼西大街甲 158 号（邮编 100720）	
网　　　址	http：//www.csspw.cn	
	中文域名：中国社科网　　010 - 64070619	
发 行 部	010 - 84083685	
门 市 部	010 - 84029450	
经　　　销	新华书店及其他书店	

印刷装订	北京市兴怀印刷厂	
版　　次	2014 年 12 月第 1 版	
印　　次	2014 年 12 月第 1 次印刷	

开　　本	710×1000　1/16	
印　　张	12.75	
插　　页	2	
字　　数	215 千字	
定　　价	55.00 元	

凡购买中国社会科学出版社图书，如有质量问题请与本社联系调换
电话：010 - 84083683
版权所有　侵权必究

前　言

新中国成立以来，我国基本医疗卫生制度经历了持续的改革，试图构建一个比较完善的、适合我国国情的医疗卫生体制，以保障人最基本的生存权、健康权与发展权。经过一系列制度的建立和多次改革，我国医疗卫生事业整体水平不断提高，大大改善了人民群众的基本就医状况，较好地维护了人民群众的健康保障权。但在20世纪我国经济市场化的过程中，没有把握好医疗卫生与市场经济改革的关系，政府对公立医院性质的定位不准确，导致我国公立医院改革过度强调经济利益而忽视了公立医院公益性这一本质特征，公立医院公益性严重缺失。在新一轮医疗卫生体制改革进程中，对如何响应医改方案的要求，促进公立医院根本属性——公益性的回归，专家、学者对公立医院的性质、现状、存在的问题和改革的路径等方面进行了深入的分析探讨。尽管在研究视角、研究领域、研究侧重点等方面存在不少差异，但是有一点是专家、学者达成共识的，即公立医院回归公益性是公立医院改革的主要目标和新医改的关键环节，并最终决定新医改的成败。同时也认为，新医改以来成效显著，但在公立医院尤其是三级公立医院回归公益性改革上进展缓慢。

本书在专家学者研究成果的基础上，运用新公共服务和利益相关者理论，从公立医院的公益性这一角度的探讨出发对我国公立医院公益性进行评价，分析了公立医院公益性缺失的原因，确立了公立医院公益性综合评价指标体系，运用未确知测度理论建立了公立医院公益性综合评价模型，并从政府、公立医院和社会层面三个维度对公立医院回归公益性的路径进行了探讨。

第一部分：绪论。主要阐述了本研究的选题背景和研究意义，国内外关于公立医院公益性的研究现状及述评、研究思路、创新点、研究方法等方面。

第二部分：总共七章。第二章主要从新公共服务理论和利益相关者理论两个方面阐述了公立医院公益性评价的理论基础。深入分析了新公共服务理论提出的历史背景、主要观点和新公共服务理论对我国医疗卫生体制改革的启示；借助利益相关者理论对公立医院利益相关者进行了分类，从利益相关者角度分析了公立医院公益性影响因素。第三章对公立医院、公立医院公益性等概念进行了明确和完善，界定公立医院的角色定位和公立医院应承担的基本职责，对我国公立医院公益性展现进程进行了阶段划分和分析，总结了不同时期公立医院改革的经验和教训。梳理分析我国公立医院公益性缺失的表现原因。第四章通过明确公立医院公益性评价的必要性，从评价指标、评价原则、评价要素、评级等级和评价值域范围几个方面，构建了一个较为规范的、全面的、科学的公立医院公益性评价指标体系。第五章介绍了未确知测度理论的基本内容，分析了运用未确知测度理论对公立医院公益性进行定量评价的可行性，基于未确知测度理论构建了公立医院公益性评价模型，对公立医院公益性进行测度并对其结果进行了评价。第六章、第七章以四家公立医院为样本，运用公立医院公益性评价模型对其公益性进行了实例评价研究。第八章从政府主导、公立医院行为、社会参与三个维度全面地阐述了政府、医院和社会在公立医院公益性回归中的职责和作用，通过对政府、医院、社会三者之间责、权、利的合理划分，加强三者之间的分工与合作，确保公立医院公益性的回归。

第三部分：结论与展望。对本研究进行总结，认为公立医院回归公益性是我国公立医院改革的最终目的和基本价值导向。公益性回归有着公立医院内外两方面因素，外因是政府主导、推进、监管、评价和社会支持，内因是恪守办院宗旨，即治得好、治得快、费用低、信誉好。基于未确知测度理论建立的公立医院公益性评价模型是着眼公立医院公益性回归内因建立的开放的、可调整的模型，为科学合理评价公立医院公益性确立一种思路和方法。公立医院评价是为了促进公立医院回归公益性。公立医院回归公益性是一项系统性工作，不仅涉及政府有效作为、公立医院主动、全社会支持，而且取决于整个社会文化尤其是公民整体素质的提高，这就要求公立医院改革必须结合中国国情，遵循医疗卫生发展规律，走具有中国特色的医改之路。同时提出了今后进一步深化研究关注的重点及本书研究的不足。

目　录

第一章

绪 论

第一节 选题背景和意义

一 选题背景

（一）公立医院回归公益性是新医改的基本目标之一

2009 年 1 月 21 日，国务院常务会议审议并原则通过了《关于深化医药卫生体制改革的意见》和《2009—2011 年深化医药卫生体制改革实施方案》，标志着我国新一轮医疗改革正式启动。新医改方案明确提出，在医改过程中必须坚持以人为本、遵循公益性的原则，并将展现公益性这条主线贯穿于整个医改方案和过程的始终，让基本医疗卫生制度成为一种惠及全民、人人受益的公共产品。随后，卫生部、中央编办等五部委 2010 年 2 月 21 日又联合下发了《关于公立医院改革试点的指导意见》，再一次开宗明义地提出："坚持公立医院的公益性质，把维护人民健康权益放在第一位"，由此拉开了公立医院回归公益性改革的大幕。公立医院是群众看病就医的主要场所，也是医改的重点和难点。公立医院回归公益性，使广大人民群众平等地享有最基本的医疗权和健康权，是我国医疗卫生事业健康发展的必要前提和基础，不仅对于提高卫生投入的宏观效率、调整卫生资源的合理分配、实现整个医疗卫生服务的可及性具有重要的现实意义，而且是一个责任政府、为民政府的应尽职责。一个合格称职的政府，有责任保证每一个公民享有获得基本医疗保障的权利，特别是保证社会中弱势群体的利益。公立医院作为由国家兴办的具有公益性质的医疗机构，回归公益，换回诚信，重塑形象，已成为我国公立医院回归健康发展轨道的唯一途径。公立医院改革是事业单位改革的重要内容，更是医改的核心和重中之重。如果公立医院改革方向错误、不见成效，人民群众对公立医院改革评价不满意，那么其他的许多医改措施都有可能功亏一篑。

（二）我国公立医院公益性在经济市场化转型进程中严重退化

从新中国成立到改革开放初期，公益性是我国医疗卫生机构最基本的特征。在医疗卫生公益性这一思想的指导下，我国建立了较为全面的福利性医疗保障制度，并曾受到世界卫生组织和世界银行等机构的肯定和赞许。无论是我们国家的经验，还是国外的经验，对政府来讲，公立医院都是最能体现公益性、体现保障人民健康权益公平和效率的一个机构。但遗憾的是，在我国市场经济转型过程中，政府不仅监管不到位，而且过度强调公立医院的经营性，减少财政投入，乱批新药及含"水分"很高的药价，默许甚至鼓励其从事经营性、营利性的行为，驱使医院不得不靠创收来获取收入、追求利益最大化，致使出现了医疗资源配置严重失衡、医疗服务价格不合理、过度医疗、公立医院法人治理结构不规范、监控机制存在严重缺陷等问题。我国公立医院引进的过渡企业化管理的市场机制，违背了医疗卫生规律和国际上的通行做法，严重偏离了"公益"方向。同时，在市场经济利益的诱惑下，各级医院管理层和医疗层的自律机制形同虚设，仅仅依靠社会道德和自身的道德力量来约束医护工作者的行为已经苍白无力，自我监督的功能和目标没有达到，医疗腐败现象频发，明显加重了广大人民群众的医疗负担，破坏了社会的公平与正义，成为公立医院公益性淡化的一个重要诱因。公立医院的公益性严重退化，不仅使广大人民群众尤其是贫困、弱势社会群体的健康权益无法得到保障，出现了社会主义国家不该出现的"贵族医疗"、"老爷医院"和"看病难、看病贵"现象，而且公立医院失去了民众信任，医患纠纷日益增多，体现我国社会主义优越性的"窗口"反而成了社会矛盾的"触发点"。

（三）新医改开展总体成效很大，但公立医院回归公益性改革困难重重

我国新医改通过近几年连续不断的努力，不断探索和总结经验教训，已经取得了显著的成效，尤其是在新农合的覆盖面上赢得举世瞩目的赞许，县级及其以下医疗机构基础设施建设和医疗器械配备等方面也发生了翻天覆地的变化，但改革过程中仍然存在诸多问题需要引起高度重视。诸如，基层医疗单位人员整体素质不强，全科医生严重短缺，人员结构不合理，各种机制不顺导致实质作用发挥不够；部分医改试点地区雷声大、雨

点小；改革过程中出现新的腐败现象；等等。尤其是公立医院回归公益性改革，因为涉及各方尤其是政府、医院及职工的利益，一些地方政府和医院积极性不高，多数公立医院只停留在推行便民惠民措施上，医院治理结构、内部管理体制、利益层面的改革基本未涉及，公立医院的公益性仍未凸显出来，所以，许多专家称公立医院改革进入了新医改的"深水区"。

（四）对公立医院回归公益性缺乏科学的、可操作性强的评价体系

虽然公益性作为一个概念比较宽泛和笼统，但作为一个加了定语的公益性概念就应具体化，并且应该可测量。公立医院公益性也应该是具体化、可测量的。对"公立医院公益性"的笼统定性，就容易使得我国公立医院展现公益性成为政治口号或哗众取宠的形式。社会上认为的某医院公益性好，也大多是凭新闻宣传、凭官方领导批示，或来自患者的主观感受。社会话语权的分量、医院的经济实力、医院领导的新闻宣传的重视程度等往往成为目前一个医院公益性优劣的主要决定因素，而不是决定于这家医院的真正的公益性内涵。既然新医改把公立医院回归公益性作为公立医院改革的目标，就要真抓实干，同时需要把公立医院公益性具体化、可测量化，并且建立一套科学、实用、简便、操作性强的评价体系，测量公立医院回归公益性程度。虽然对公立医院医疗质量评价、医院绩效评价、服务评价等研究不少，且有些已经在实践中实施多年，但如何对公立医院的根本属性——公益性进行客观定量的评价，国内外目前尚未见报道。

二　研究意义

（一）本研究对公立医院的根本属性进行了再认识

公益性是医疗卫生服务的基本属性，也是公立医院的根本属性。为保持公立医院的公益性，实现医疗卫生服务提供的公平和效率，世界各国都从理论和实践中进行了持续的探索和努力，试图促成本国医疗机构的有效运作及其公益性的更好实现，但由于医疗卫生服务所涉及的系统的复杂性，使得各国的医改都相当困难。本书在对医疗卫生服务公益性问题透视的基础上，充分分析了我国目前公立医院的现状，梳理了公立医院公益性缺失的原因，结合我国公立医院的环境和运行现状，对我国公立医院公益性的概念、职能、发展历程和缺失进行了再认识。

（二）本研究顺应了我国当前新医改的现实需要

新医改的核心就是实现医疗卫生服务的公益性，而公立医院回归公益

性是新医改的重点和难点。公立医院公益性的回归是整个医疗卫生体系回归公益性的重要组成和基础，是医疗卫生事业健康发展的保证。公立医院改革要恪守"为人民服务"和"救死扶伤、实行革命人道主义"的宗旨，既要遵循经济规律，又要展现公益本性，更要调动医务人员积极性、保障可持续发展。这不仅是本研究的主要目标之一，也是医改能健康推进并取得成功的重要前提。

（三）本研究为我国公立医院公益性评价提供了指标体系和评价工具，有较强的操作性和预期推广空间

通过对以往医疗改革措施的总结和分析，提出了应坚持的改革方向和评价公立医院公益性实现程度的方法。确立评价指标体系、建立评价方法是评价我国公立医院回归公益性改革成功与否的基本途径。提出公立医院回归公益性的有效建议，为促进公立医院回归公益性提供路径参考，有助于引导公立医院健康发展。

（四）本研究弥补了现有相关研究中系统性不足的缺陷

新公共服务理论、利益相关者理论、未确知测度理论等先进管理理论、分析及评价工具的运用，从新的视角和领域对公立医院及其公益性进行了分析研究，丰富了对医疗卫生服务和公立医院进行分析研究的理论方法体系，对后续的相关研究具有一定的启示和借鉴意义。

第二节　研究现状及评述

一　公益性基本理论研究方面

"公益"是指有关社会公众的福祉和利益，意为"公共利益"。公益是一个与慈善相关的概念，它强调通过个人与组织的努力来实现公共利益的最大化，促进人类整体的幸福。"公益性"定义为使公众受益的性质。经济学对公益性的解释是成本自己承担、收益回归社会。社会组织的公益性通常是指社会组织通过有目的的活动以非营利的方式向广大人民群众提供某种最基本的满足人民最基本需求的公共产品或公共服务的行为方式或属性。公益活动是指该活动不以营利为目的，旨在通过全社会成员的努力，增进公共利益，向社会提供有形或无形的产品，对他人表达善意的同时对整个社会做出有意义贡献的活动。公益性作为社会组织的根本价值准

则，是体现社会组织公共性、推动社会组织发展的核心能力，而公益目标的实现程度是检验社会组织实际状况的基本标准。关于公益性的理解应从公共利益入手。

（一）公共利益

公共利益是社会进步和文明发展的关注焦点和产物。是一个多学科共同关注的理论问题，如政治学、社会学、管理学、法学等都从本学科的角度出发关注公共利益的实现。关于公共利益最早可追溯到公元前6—前5世纪的古希腊时代，不同学者对公共利益作出了不同的解释。

历史上存在集体主义公益观和个人主义公益观两种不同价值取向的公益观。集体主义公益观的思想，贯穿于人类思想发展史的全过程，并在不同的历史时期有不同的体现。在古希腊时期，其独特的政治制度——城邦制塑造的就是一种整体的国家观念，这种整体的国家观念长期存在于古希腊的政治思想史中，并且长期发挥其功能直到中世纪。柏拉图在其《理想国》一书中指出：理想国追求的并不是某一个单独的阶级或少数人的幸福，而是整个社会全体公民的最大幸福。过于强调某一个阶层或阶级的整体利益，公共利益就可能为了实现所谓的"整体利益"而忽视了个人利益，从而使个人利益受到损失。近现代所兴起的公益观就是一种个人主义公益观，绝大多数思想家将国家看作是由自由人联合起来的为实现公共利益而结成的团体。这种传统的社会态度没有看到个人价值观念差别性，而是用压抑或消解的方式将差异化的个人价值观念整合起来，从而用一个所谓的"公共利益"的根本价值观念来约束和规范人们的行为。然而，不可否认的是，人们在价值观念上的差别是客观存在的，社会也接受和承认人们在价值观念上的不同，而且人们价值观念的差别将持续存在，这就要求我们把社会公共利益与个人利益联系起来重新思考。

18世纪，古典经济学的代表人物亚当·斯密从"理性人"的角度出发，片面地强调了市场这只"看不见的手"的巨大作用，认为市场经济中通过"看不见的手"的自动调节，即每个社会成员从自身利益的角度出发，其最终结果也能实现社会整体利益的最大化。这种典型的自由主义或个人主义公益观，直接影响了早自由资本主义时期政府"守夜人"的角色扮演和放任自由的公共政策，最终导致个人利益无法实现和社会整体公益性的缺失。

福利经济学的产生与发展，丰富了公共利益的内涵。英国剑桥学派的主要代表人物庇古提出：通过国家干预，如用补贴办法促进边际社会纯产值大于边际私人纯产值的投资，使一定生产资源的投入获得更多的社会经济福利；又如在不减少国民收入总量的前提下，征收累进所得税和遗产税，用于改进社会文教卫生事业、社会保险和社会救济等，使社会福利得以增加。根据意大利经济学家帕累托提出的"帕累托最优状态"理论，帕累托把效率作为分析社会福利的唯一尺度，但是市场经济的缺陷导致市场不能保证充分自由的竞争，从而也就达不到资源的最优配置，社会福利的最大化也就无法实现。

19世纪以后兴起的新自由主义学派，在批判和继承古典自由主义和福利经济学的基础上，承认市场存在的缺陷和政府全面干预的弊端，提出政府应当采取适当的措施来弥补市场的缺陷，干预社会经济生活。认为公共利益是随着社会经济的发展而不断变化的，公共利益绝不是社会单个人利益的简单相加，也不应该被社会中少数成员占有和享用，它必然要保证社会全体成员能够从经济社会的发展与进步中得到普遍的惠及和共享。

通过以上梳理可以发现，对公共利益的理解，经历了一个从集体主义公益观到个人主义公益观再到二者相互融合的转变过程。公共利益不仅是一个动态的概念，而且在实质上是一种价值判断。在对公共利益界定时，我们不仅要将静态与动态相结合，更要把握住公共利益的本质，这样有助于我们全面理解公共利益。

（二）公立医院公益性

近年来，学术界的众多学者和专家对我国公立医院公益性的内涵及外延进行了阐释。

张明月认为，我国公立医院作为非营利性医疗组织，其公益性是指公立医院所应该具有的本质属性，以保证全体社会成员能够享有最基本的医疗卫生服务；郭岩、刘继同等认为，公立医院的公益性，是指公立医院的投资和服务不是以营利为目的，而是以提供基本公共医疗服务保障为目的，其效益主要是追求社会整体利益的最大化；刘正炼等人认为公立医院公益性表现在保证基本医疗卫生的公平性、可及性和适宜性问题，保证基本医疗卫生服务供给的效率和质量问题；郑大喜从公立医院的职能和责任角度出发，认为公立医院的基本职能是向社会提供基本的医疗保障和公共卫生服务，承担防病治病，救死扶伤的社会责任；石光等人认为公立医院公益性主要体现在医学科研和医学教育；雷海潮认为公立医院公益性应从自然公益性和衍生公益性两个层面来认识。自然公益性指的是一种有别于其他社会组织和单位的特点，如实行救死扶伤和人道主义精神、提供重大活动的卫生保障、处置突发公共卫生事件等，而各类医院都具有自然公益性。衍生公益性是指通过政府公共政策而使公立医院长期持久地发挥缓解居民看病就医经济风险的功能，如救死扶伤、提供廉价或者是免费医疗服务等。衍生公益性是区别公立医院和私立医院的重要因素之一。

党的十七大报告明确了政府在提供基本医疗卫生和服务中的指导地位和责任，新医改方案同时也重申了公立医院在改革时要坚持公益性，把保障和维护人民的健康权益放在首位，坚持人民医院为人民服务的基本宗旨，以保障人民健康权益为中心，把人人平等享有最基本的医疗卫生服务作为根本出发点和落脚点。公立医院作为政府投资兴办的医院，其价值取向要以为广大人民群众服务为宗旨，要以实现社会利益的最大化为目标，而不是以营利为目标和价值取向，为机构和个人牟取私利。公民享有最基本的生存权和发展权，而医疗服务所提供的健康权保障是公民生存权和发展权能否实现的最基本保障，公立医院要从价值取向和职能定位上确保公民最基本权利的实现，确保公立医院的公益性。

强调公立医院的公益性，其目的就是防止公立医院公益性的缺失，保证广大人民群众能够享受到最基本的医疗卫生服务，确保医疗卫生供给的公平性，使广大人民群众最基本的利益能够实现。公立医疗卫生机构的公益性主要体现为三个方面：一是公立医院提供的基本医疗卫生服务要具有可及性，就是广大人民群众都能够享受到这种服务，这是公立医疗卫生机构其公益性体现的最基本特征；二是公立医院要提供医疗卫生服务的适宜性，即公立医疗卫生机构要根据人民群众的实际需要和经济承受能力，提供与其相适应的医疗卫生机构和相关的医疗卫生服务；三是公立医院在提供医疗卫生服务时，要确保医疗卫生服务的质量和效率。同时，公立医院作为我国医疗卫生服务的主体，还要承担与其性质相关的其他职能和服务，如减免困难群体、社会弱势群体的医疗费用，深入基层进行义诊活动，参与处置突发公共卫生事件的应急救援等任务。

二　医疗服务公益性方面

公共利益涉及社会生活的方方面面，与人们的生活息息相关，直接关系到人们的基本权利能否得到保障和实现。其中，医疗卫生事业就是关系到公民生存权与发展权的一项重要内容。医疗卫生事业是医疗卫生服务社会属性与政府功能不断发展相结合的产物，本质上是一种政府职能，具有福利性和公益性的基本特性，一般来讲，医疗卫生服务是构成基本公共服务的最重要的组成部分，具有重要的地位和作用。医疗卫生事业包括医疗、医学研究、卫生、突发事件救护等方面，通过对疾病的预防和诊治、医疗卫生基础设施的改善和医疗队伍的建设来提高公众的身心健康水平。1997 年 1 月党中央、国务院召开了全国卫生工作会议并公布了《中共中央、国务院关于卫生改革与发展的决定》，其中明确指出我国医疗卫生的性质是政府实行的具有一定福利性质的社会公益性事业。

医疗卫生行业与其他行业不同，有其自身的特殊性。对于其他行业来说，在市场经济发育充分的条件下，通过自由选择、公平竞争、等价交换等原则，就能在实现个人利益最大化的同时实现社会利益的最大化，不需要政府过多干预强调其"公益性"。但对于医疗卫生服务行业来说，由于其提供的产品和服务具有特殊性质，直接关系到人们最基本的权益能否实现，关系到整个社会的公平与正义。因此，医疗卫生服务行业不能完全依靠市场机制来调节，必须加强政府的干预和调整，确保医疗卫生服务的公益性。

按照公共产品相关理论，将社会产品分为公共产品和私人产品两大类。公共产品理论为公益性的外延提供了清晰的框架，根据公共产品的最大特征是消费的非排他性和消费的非竞争性，可以将其分为纯公共产品、准公共产品和混合产品。由于公共产品的非排他性、非竞争性及外溢性，通过市场机制来提供公共产品几乎无法实现，即使实现了也成本高昂且缺乏规模效益。因此，由政府来提供公共产品比市场更有效率。作为公共产品，必然覆盖全民，公平享有，而且一旦提供就是长期稳定的。

根据医疗卫生服务的内容和经济特点，可将其分为公共产品性质的医疗卫生服务、准公共产品性质的医疗卫生服务和非基本医疗卫生服务。公共卫生服务主要针对的是危害社会全体成员的流行性疾病以及涉及社会群体性健康的疾病，因此具有很强的非排他性和非竞争性，属于典型的纯公共产品；基本医疗服务主要是指针对绝大部分常见病、多发病所提供的基本医疗服务，具有一定范围的非竞争性和非排他性；非基本医疗服务，是指除基本医疗服务外，提供的个性化、特殊的医疗卫生服务，具有竞争性，属于私人产品的范围。

强调基本医疗卫生服务的公益性是由其自身的特殊性质决定的。由于基本医疗卫生服务具有公共产品的一般属性，同时基本医疗卫生服务具有一定的外部效应，这就决定了基本医疗卫生服务不能单一依靠市场机制来供给。为了确保基本医疗卫生服务的公益性，政府在基本医疗卫生服务的供给过程中必须发挥主导作用。公立医院作为政府投资兴建的医院和我国基本医疗卫生服务提供的主体，必须体现这种公益性。

北京大学中国经济研究中心的李玲教授强调，基本的医疗卫生服务如果通过自发的市场竞争来提供，往往不能保障医疗卫生机构自身利益、患者利益和社会利益的有机统一。所以公立医院在提供医疗卫生服务时必须坚持公益性原则，并采取有效措施确保医疗卫生机构在提供医疗服务时公益性的实现。

党中央和国务院在《中共中央、国务院关于深化医疗卫生体制改革的意见》中明确指出：公立医疗机构应把保障人人享有基本医疗卫生服务作为根本出发点和落脚点，要把基本医疗卫生制度作为公共产品向全民提供。从改革方案的制订到服务体系的完善要始终坚持公益性原则，在改革过程中要将公益性原则和社会效益原则相结合，逐步完善公立医院经济补偿政策，彻底解决"以药补医"等现存的不符合公立医院公益性这一性质的相关问题。这一切充分表明，坚持公立医院公益性已成为医疗改革不可动摇的方向，体现了政府在基本医疗卫生制度中的责任。这是我国医疗卫生事业发展从理念到体制的重大调整创新，也是医疗卫生事业发展从理念到实施的重大转变。

三　公立医院公益性及其回归研究方面

当前公立医院公益性趋于淡化，人民群众"看病贵、看病难"的问题亟须及时解决，公立医院回归公益性是新医改的核心内容之一，也是专家学者研究的热点和重点。

（一）公立医院的性质定位——公益性

钟南山院士认为公立医院改革自始至终应该坚持公益性这一宗旨；中国医科大学附属医院院长徐克认为我国公立医院改革只有坚持公益性这一主要原则，才能够确保公民享有平等的医疗权和健康权，这也是我国公立医院健康发展的必要前提和基础；华中科技大学附属同济医院院长陈安民认为，公立医院改革要以坚持公益性质为基础，强化政府投资和监管的主导责任，为广大人民群众提供安全、及时、方便、有效、廉价、高质量的医疗卫生服务。

邵志明通过对我国现阶段医疗卫生体制改革进程中存在的问题进行深入分析，提出在当前我国社会环境下，坚持公立医院的公益性是提高我国公立医院核心竞争力的最好选择。刘迁在对我国医疗卫生体制的历史进行回顾和分析的基础上，进一步分析了机制和资金对公立医院改革的影响，指出在坚持二者相结合的基础上，转变运行机制，坚持公立医院的公益性应占据首要地位。

（二）公立医院公益性淡化的原因

陈安民认为，自改革开放以来，我国医疗卫生事业得到较快发展，取得了一系列的成果，为提高人民群众的健康水平做出了较大贡献。但在医疗体制方面也存在一些问题，主要是公共医疗卫生的公益性较弱。造成这一问题的原因是多方面的，其中部分公立医院医疗卫生服务性质定位不明确，政府对医疗服务机构投入不足是主要原因。财政投入严重不足，医院的基本建设、设备、采购和医务人员的工资、福利等，都要靠医疗服务来筹措，必然导致公立医院为了追求利益而逐渐淡化其公益性质。

郑大喜将公立医院公益性淡化的原因归纳为：一是公立医院政府投入比重下降，卫生补偿机制扭曲；二是公立医院自身管理不善，经营成本过高；三是公立医院缺乏竞争环境和激励机制；四是政府调控监管不力。

程广德等将影响公立医院公益性淡化的因素归结为三点：一是从经济方面探讨了其原因，认为市场经济体制的建立是主要影响因素；二是公立医院改革目标和目的不明确；三是医疗服务补偿机制不健全。文章认为公立医院公益性逐步淡化是受诸多因素综合影响的结果，提出恢复公立医院公益性质需要多层次努力、多领域协调、对多种利益进行调整。

中山大学公共卫生学院教授陈少贤认为目前我国公立医疗机构定位不准确，既具有国有企业的特征，又具有事业单位的特征。这种公立医疗机构的定位不明确，是影响公立医院公益性弱化的重要原因。

（三）管理及运行机制等方面

复旦大学"公立医院管理体制改革"课题组在对8个国家和地区公立医院改革的情况进行研究后发表了《外国（地区）公立医院管理体制改革的经验和教训》报告，该报告专门分析了"管办分开"的国际趋势和国内地方试点，并提出了相关政策建议。认为"管办分离"是国外公立医院改革的一大趋势，即由政府投资兴办医院，然后将管理权交给具有公有企业性质的医院进行管理。报告建议我国公立医院的改革应借鉴国外经验，实行管办分开，政府的主要职能是投资兴建公共医疗卫生机构和推动公共医疗卫生队伍建设，将公立医院的具体管理权交给医院，政府充分发挥自己的监管职能，这样不仅能提高公立医院的经营效益，而且能够确保公立医院的公益性质。

马丽平等认为公立医院改革的主要出发点一直都是为了减轻财政负担，这导致了部分决策者在设计医院改革方案时，依据国有企业的改革方案来设计公立医院的改革方案。但公立医院和国有企业具有不同的性质，承担不同的社会责任，这就决定了公立医院的改革方案不能简单照搬国有企业的改革方案，否则就无法确保公立医院的公益性这一性质，也就无法从根本上解决"看病难、看病贵"问题。

（四）我国公立医院回归公益性途径研究

党勇等运用制度经济学的相关理论，在查阅相关文献和访谈材料的基础上，分析了发达国家公立医疗机构改革的经验和教训，提出了我国公立医疗机构的制度建设和运行机制，指出为确保公立医疗机构的公益性质，政府应加强预算支付的直接管理、财政补贴的间接管理、政府行政指令下的交叉补贴和政府采取组合性的干预手段等四种政府干预制度选择，为建立科学规范、运行有序的公立医疗机构管理制度提供了可以借鉴的政策建议。

顾昕等提出政府应建立医疗救助制度和定点医疗机构设定相结合的机制，引导各类公立医疗机构为低收入群体和弱势群体提供最基本的医疗服务，从而确保公立医疗机构的公益性。

王长青以江苏省宿迁市公立医院改革为案例，辩证地分析了公益性和市场性之间的关系，认为公立医院在产权制度改革过程中，在坚持政府主导的前提下，应适当鼓励社会力量参与，同时加强政府监管，通过创新管理机制来实现公立医疗卫生机构的公益性。

张娟等在界定了医疗机构、患者与政府三者之间关系的基础上，在对信息不对称情况下公立医院公益性弱化进行分析后认为，要确保公立医疗卫生机构的公益性质，不仅要完善各项政策法规，加强政府监管，还要加快社会诚信体系建设，多管齐下，才能达到公立医院改革的目的。

应亚珍指出现行补偿机制不合理导致公立医院公益性质淡化，公立医院实行收支两条线管理对公益性的回归大有裨益。

四　研究现状评述

分析梳理学术界目前对医院公益性问题的研究，有三点值得注意和商榷：

1. 对公立医院公益性定位目前没有统一的共识。诸多研究一般都集中在对公立医院公益性概念的阐述、公益性淡化因素分析的解释上，缺乏对其内涵的明确界定。而完善公立医院概念的内涵，对公立医院根本属性——公益性进行明确定义，都是研究公立医院公益性第一个不能回避、必须搞清楚的问题。我们应该统一认识的是，在不同的历史发展阶段，公立医院公益性的内涵和外延也会不同，但相对于一个社会形态的一个特定时期来说，还是应该有一个相对明确的定位。

2. 对公立医院公益性展现的影响因素开展的立体研究不少，但对能够为公立医院公益性评价提供有效指标的研究还不够。公立医院公益性研究仅仅停留在笼统模糊的探讨上是不够的，分析我国公立医院公益性缺失，应该从考察公立医院的生存环境入手，筛选政治、经济、文化、社会等各方面因素对公立医院公益性的影响。政府对公立医院公益性的主导和监管，在公立医院回归公益性中举足轻重。一个地区的经济发展水平既决定财政的有效补偿能力，也决定当地群众的医疗支付能力。而文化素质的不同，反映在人们对健康的认识、对医疗保健的重视和对就医场所的选择等方面。

3. 对公立医院公益性问题研究从理论探讨角度较多，从定量方面研究相对较少，而无论是对公立医院公益性进行度量及评价，还是实证分析相关文献报道都较少见。量化研究是科学研究的主要标志之一。探索建立公立医院公益性评价指标体系，构建可量化评价的数学模型，使得不同地区的同类公立医院或同一公立医院在不同时期的公益性实现程度能够量化比较，已是新医改中促进公立医院回归公益性所必需的理论指导工具。

第三节　研究的基本思路、创新点及不足

本书基本思路是通过文献资料研究和实践调研，全面了解我国医疗卫生事业尤其是公立医院改革的现状，结合公立医院提供医疗服务的过程中公益性的表现及存在问题，运用新公共服务理论对公立医院及其公益性的内涵、特征及发展进行阐述。采用问卷调查、专家讨论等方法，借助利益

相关者理论对影响我国公立医院公益性的关键因素进行了合理分类，确立公立医院公益性评价指标体系。在此基础上，基于未确知测度理论构建我国公立医院公益性综合评估模型，通过该模型对公立医院公益性进行实例评价。公立医院公益性评价的目的是促进公立医院回归公益性，所以本书从政府强化主导作用、公立医院发挥积极主动性及公立医院回归公益性过程中全社会的责任三个维度阐述了公立医院公益性回归的有效途径，最后对本研究进行了总结和展望。

本书的创新点主要聚焦于运用"未确知测度理论"构建了公立医院公益性评价模型。并且从新公共服务理论、利益相关者理论出发，阐释了我国公立医院公益性及其利益相关者，进一步明确了公立医院的概念，形象地划分了新中国成立以来我国公立医院公益性的展现历程，梳理分析了影响我国公立医院公益性展现的关键因素。在此基础上，确立了公立医院公益性评价指标体系，并运用"未确知测度理论"构建了公立医院公益性评价模型。而基于未确知测度理论所构建的公立医院公益性评价模型，在国内外均尚属首次，这对我国新医改尤其是正在深化的公立医院回归公益性改革具有较强的理论和实践指导意义。

本研究的不足有：

1. 因对于有些基础理论研究还不够深入和透彻，所以在理论阐述上有待加强，需要进一步加强基础理论的研究和拓展；

2. 公立医院回归公益性的有效途径还有待于更加细致适用，路径设计须结合我国实际更加具体细化，进一步增强可操作性和实效性；

3. 构建公立医院公益性评价指标体系过程中存在一定的局限性。

第四节 研究方法

一 资料研究

通过 CNKI 数据库系统查阅了国内外医疗卫生服务及公立医院改革的相关文献资料，整理分析了国内外医疗卫生服务及公立医院公益性的相关理论和实践情况，分析了我国医疗卫生服务及公立医院的现状及相关影响因素，从而为研究设计提供参考依据和积聚研究基础。

二 文献综述

综述评析了国内外关于公立医院公益性相关问题的研究现状，阐述了新公共服务理论、利益相关者理论和未确知测度理论等相关理论内容，对前人研究成果进行了思考、归纳及借鉴，梳理分析了我国学者对公立医院公益性的研究成果。

三 模型构建

本书在建立公立医院公益性评价指标体系时采取了定性研究和定量研究相结合的方法，全视角和合理地建立了评价指标体系。遵循模型研究的基本方法，运用未确知测度理论对收集和调查的数据进行处理和分析，构建了符合我国公立医院现状、可操作性较强的公益性评价模型。

四 实例分析

运用新公共服务和利益相关者等理论探讨我国公立医院回归公益性问题研究的理论基础，分析和总结了我国公立医院公益性的内涵及影响因素。运用未确知测度理论构建的公立医院公益性评价模型，对新医改开展以来某三级甲等医院（A 医院）2011—2013 年公益性水平变化情况进行纵向比较评价，同时选取 3 家二级甲等医院（B、C、D 医院）同地区、同类、同级别医院公益性水平进行横向比较。

五 专家讨论

通过从目标地区各种不同既得利益、不同思想意识和不同专业水平的人员中选取对公立医院改革比较熟悉的专家，组织讨论打分，评判影响我国公立医院公益性各个评价指标的重要级别，归纳梳理我国公立医院回归公益性的途径建议。

第二章

研究的理论基础及分析工具

第一节　理论基础：新公共服务理论

Grout 和 Stevens 认为，"公共服务是指提供给大众的具有以下特性的任何一种服务——在这些服务的提供过程中存在着潜在的严重市场失灵，这说明政府介入的必要性"。一般来讲公共服务指的是狭义上的。陈昌盛、蔡跃洲认为公共服务指的是建立在一定社会共识的基础上，全体公民不论其种族、收入和地位差异，都应公平、普遍享有的服务。一般应包括义务教育、基本医疗卫生、社会保障等与人们生活密切相关的领域。有关公共服务供给方式的研究主要集中在以下三个方面：一是公共管理理论研究。新公共管理从理论上阐述和总结了公共服务供给方面打破传统的公共行政模式，引入市场机制和企业化管理工具，将公共部门和其顾客的关系理解为类似的市场交易行为。二是政府治理工具。它是对在公共服务供给中引入市场化工具的系统研究。三是非营利组织研究。它是对新的公共服务供给主体的研究，重点是对非营利组织产生原因、运作和治理机制及其在公共服务供给中的作用研究。

一　新公共服务理论提出的背景

新公共服务理论由美国著名的公共行政学家登哈特基于对包括企业家、政府在内的新公共管理理论进行反思和批判的基础上建立的，是在对新公共行政学及新公共管理理论的批判基础上提出的一种崭新的公共行政理论。新公共服务理论批判地继承了传统公共行政理论合理的内容，承认新公共管理理论把企业先进的管理技术引进政府管理领域对于提高政府工作效率、降低行政成本的积极作用，但它同时认为，新公共管理理论忽视了企业和政府在性质、基本职能上的差别，过于追求效率而忽视了民主、公共利益等政府应该具有的价值理念。因此，新公共服务理论提出了一种更加关注公共利益和民主价值的新型的行政模式，有助于建立一种以公共利益和公众协商对话为基础的公共服务行政。

从理论传承的视角来看，新公共服务理论是对新公共管理理论的一种扬弃和超越，其直接的思想来源或者说基础有三个方面：一是民主公民权理论；二是社区与公民社会理论；三是组织人本主义与新公共行政理论。

所谓新公共服务，是指以公民为中心的一种理念和价值取向。作为一种不同于以往的全新的理论形态，新公共服务理论认为原有的行政理论在主张提高效率的情况下，却忽视了公共利益的实现。新公共服务理论认为，政府及其官员在进行行政改革的过程中，不仅要关注行政成本的降低和行政效率的提高，更要重视公共利益的实现，确保公共行政的公共性，这应该是而且必须是政府改革的目标和终极价值。主张新公共服务理论的指导性，政府要树立正确的公共行政价值观，改变追求效率而忽视公共利益和公民利益的激进改革措施。在政府制定决策的过程中，要积极引导公民参与，以人民的利益为终极取向，不断推进政府改革，在公民参与和政府管理之间保持平衡，不断促进公共利益最大化的实现，建立一个具有整合力和回应性的政府机构。

二　新公共服务理论的主要内容

作为一种全新的现代公共服务理论，新公共服务理论在继承传统公共理论精髓的基础上，主张建立一个为公民服务和向公民放权、具有高度整合力与高回应度的政府机构。新公共服务理论主要包括以下几个方面的内容。

（一）政府的职能重点是服务而不是掌舵

随着经济和社会的发展，公民的需求日益增多且走向多元化，政府及公务人员的角色就应随社会的需要而发生相应的转换，他们应该尽最大努力满足公民日益增长的对公共服务的需求，而不是对社会的发展方向掌舵。

新公共服务理论认为，尽管过去政府在"社会掌舵方面"扮演着十分重要的角色，这在促进社会经济发展和保护公民权益实现方面发挥了积极作用。但随着社会经济的发展和利益格局多元化的形成，当今社会公共政策的制定实际上是各种利益集团相互博弈的结果，其目的是追求本集团利益的最大化。而政府及其公务人员作为公共服务提供的主体和公共利益的维护者，则要保证最广大人民利益的实现。因此，现今政府要改变传统政府的角色定位，由社会的掌舵者向社会的服务者转变。在这一转变过程中，政府应该倡导公民积极参与到社会建设中来，并构建公民参与的畅通渠道。政府应该同非政府组织、社区和公民个人联合起来，为解决社会所面临的问题寻找解决办法。这就要求政府及其管理人员具备新的协调、谈判、妥协和解决冲突的能力，而不是旧的管理中的控制能力。

（二）公共利益是目标而非副产品

政府以提供基本的公共服务和维护公共利益为主要任务和目标，政府是公共利益和公共产品的主要提供者，但并不是唯一的提供主体。新公共服务理论认为，政府及其公务人员要致力构建一个公共利益共享和成本合理分担的机制和观念。

新公共服务理论认为，建立社会战略目标和长远规划的过程并不能仅仅依靠政府及政府官员。实际上，在社会的实际管理过程中，公民的广泛参与和政府的沟通协商是十分重要的。政府的主要责任是将这些分散的公民个人和组织组织起来，按照一定的民主程序，共同协商社会发展的未来走向。同时，政府的责任还在于使这些决策的程序和结果要能体现社会的公平正义，最终能够实现绝大多数人的利益。因此，政府及其公务人员应积极地为公民参与和表达意愿搭建一个平台，应该采取一些有效的措施来促进公共利益最大化的实现，而不是简单地妥协回应不同利益主体的需求。

（三）思想上要具有战略性，行动上要具有民主性

满足公众的需要可以通过政府与公众的沟通协商制定公共政策并发挥各自的作用来实现。新公共服务理论倡导，为了实现集体的意识和保证公共利益的实现，在确定目标之后，就要划分政府、非政府组织和公民之间的责任，要为各自承担的职能担负起责任，使所有共同参与者参与公共政策的执行，并建立责任分担机制，保证公共目标的顺利实现。新公共服务理论认为，通过对公民的教育和培养，可以激发公民原有的自豪感和参与意识，这就能更进一步激发不同层次的公民的参与意识和愿望，这样政府与公众合作的机会就会增多。为此，政府及政府官员应该注意扮演好一个领导者的角色，积极引导公民参与，形成共同的愿景，建立和完善公民参

与的渠道，要让人们认识到政府是开放的、具有回应力的、能够满足人民的利益需求的。政府的责任就在于确保政府的开放性和可接近性，能够为公民参与提供更多的机会。

（四）服务对象是公民，而不是顾客

新公共服务理论认为，公共利益是一种共同的价值观念，而不是个人利益和需求的简单相加。因此，政府及其公务人员不仅仅是对公民需求的一种简单的回应，更重要的是要在政府与公民之间建立一种信任与合作的关系。政府和公民之间的关系不同于企业和公民之间的关系，不能简单地把公民等同于顾客。如果从公民权的角度来分析政府和公民之间的关系，政府及官员是公民的公仆，公仆应该尽力满足公民的需求，只要是公民合理的需求，政府都应该设法满足。而如果把公民看作是顾客的话，那么政府就无法满足公民多样化的需求。

因此，政府在制定公共政策和提供公共服务时，应该首先考虑的是整个社会的利益和绝大多数人的需求，而不是满足少数人的需求和利益，要考虑到政策的制定和执行能够体现和维护社会的公平正义。

（五）责任并不简单

随着政府管理范围的不断扩大，政府职能也不断增加，政府责任是一个日趋复杂化的问题。但不论是传统的公共行政理论，还是新公共管理理论，常常将政府的责任简单化。以往的政府责任简单模式并不能反映今天的公共服务的需求和现实。新公共服务理论认为，政府及其公务人员所应关注的不仅仅是市场，更应该关注宪法、法律法规和公民的利益等问题。

（六）重视效率的同时，更要关注人

传统的行政理论及新公共管理理论都遵循效率至上和重视生产效率的原则，传统公共行政只是通过技术和组织结构的设置来提高行政机关的效率，忽视了人的参与在提高生产效率中的能动作用。新公共管理理论尽管注意到了公民的参与对公共行政的重要性，但却把公民参与仅仅局限于提高生产效率，忽视了人的其他方面的主观能动性，使人的主体性作用没有完全发挥出来。

与X理论和"经济人"假设下的人不同，新公共服务理论认为政府部门及其主管官员要认识到组织中人的巨大能动作用，要对组织中每个成员的价值观念和利益诉求给予关注，造就充满责任感的、具有公民意识的政府雇员或公民。公民为了响应公共价值、忠诚、公民权以及公共利益而行动的价值观念不应被否定，而在传统公共行政和新公共管理中价值观念都被降低了重要性。

新公共服务理论认为行政人员的动机和期望远不是简单的薪水和保障问题。它强调"通过人来管理"、善待行政人员以及分享领导权来提升政府雇员和公民的动机与价值理念，激发人的潜能的全面发挥。在这一过程中，个人的尊重和才能的发挥得到了全面的实现。

（七）公民权的实现和公共服务的提供比企业家精神更为重要

新公共服务理论认为，企业家精神注重的是效率和效益，而政府的主要职责是关注公民权利的实现和满足公民对公共服务的需求，不倡导采取企业管理的方式手段来对政府进行改革，认为这种做法有失政府的宗旨。如果政府的主要目标是为了追求效率这就会导致政府急功近利，而忽视了政府的最基本的责任，容易导致公共利益的缺失。新公共服务理论认为，政府不是企业家，它应该扮演的是公共资源的管理员、公共组织的监督者、公民参与的促进者等角色，其主要责任是满足社会的需求，关注民主的价值和公共利益，向公民提供多元化的、高质量的公共服务，以满足人们日益增长的公共服务需求。

三　新公共服务理论对我国公立医院回归公益性改革的指导意义

新公共服务理论倡导维护公共利益、保护公民权利、维护社会的公平正义、加强政府的回应力、鼓励公民参与政府治理等理念，主张在这些理念的指导下对政府机构进行改革，使政府改革的最终目标能够更加关注民主和促进公共利益实现的最大化。从这个角度来看，新公共服务理论为我国医疗卫生事业改革指明了方向且提供了一种全新的行为模式。

首先，《关于深化医药卫生体制改革的意见》以人人享有基本医疗卫生服务为根本出发点和落脚点，明确提出要把基本医疗卫生制度作为公共产品向全民提供。公共产品是公众受益的产品，纯公共产品指的是在消费这种物品或劳务时不会导致别人消费该种产品或劳务的减少，并具有效用的不可分割性、消费的非竞争性和受益的非排他性的特点。由于存在"免费搭车"现象，因此纯公共产品不适合由市场来提供，而是应该通过政府强制性的融资方式由政府来提供，更适宜由政府以其规模经济和政治优势来供给。作为公共产品，必然覆盖全民、公平享有，而且一旦提供，就要长期稳定。

其次，公立医院是政府投资兴办的医院，为全体人民所有，医院医疗服务要以最大限度满足人民群众的医疗需求为目标，不可以从主观上为医院谋利益，而将群众健康权益作为副产品。医疗卫生产品划分为公共卫生产品和私人卫生产品两大类。公共卫生产品是指由公共卫生部门或其他医疗卫生机构提供的以满足公众公共卫生需求的公共产品或服务，它具有公共产品的一般属性，即非竞争性和非排他性。在公共医疗资源紧张情形下，公立医院不应该设立高干病房、VIP 病房，不应让少数人剥夺多数人的正当权益。

再次，政府应该发挥公立医院回归公益性的主导作用，不仅在顶层设计上，而且在推进考核上。政府在公立医院整体发展思想上缺乏战略性、行动上缺乏民主性是我国公立医院公益性缺失的主要原因之一，尤其在对阻碍公立医院公益性回归的药械耗材"高水分"问题上，政府缺位、错位责任不可推卸，要采取措施从审批、监管的源头入手，严厉查处涉医价格审批、医保农合资金管理、药械集中采购招标、医疗回扣等腐败问题，扎实有效地降低公立医院药械耗材成本支出，真正降低人民群众的就医负担。

最后，公立医院作为政府向人民提供医疗保障的平台，医务人员不仅要对患者需求作出诊疗上的回应，更重要的是要在医院与患者之间建立一种信任与合作的关系。医务人员与患者关系不是商场与顾客的简单的关系，商场中发生的是商业交易，商业交易重点是"物"，而医院诊疗的对象是"人"——有血有肉有情感的人。公立医院要在不断提升医疗质量和医疗服务效率的同时，更加重视保障人民的健康权利。因为保护健康权就是保护人力资源，就是保护生产力，就是促进经济发展和社会文明。

第二节　分析工具：利益相关者理论

利益相关者理论（Stakeholder Theory）最初来源于管理学，是 20 世纪 70 年代，在对委托代理等传统管理理论质疑的基础上逐步形成的。自1963 年斯坦福研究院率先提出"利益相关者"这一概念到现在，经过不断地完善和发展，利益相关者理论在理论基础、分析框架、研究方法等方面都取得了较大的发展。

利益相关者理论强调企业在追求利润的同时，更应该承担与其相适应的社会责任，这一理论与倡导社会参与公共服务提供社会管理的宗旨相吻合。因此，该理论产生后很快就应用到社会管理和公共服务等相关领域。随着我国医疗卫生体制改革的不断深化，医疗服务的供需状况发生了很大的变化，作为我国医疗卫生机构主体的非营利性公益事业单位——公立医院，已经逐步演变为各个利益相关者缔结的连接体，其经营目标和出发点不能等同于一般的营利性单位企业，必须考虑医院与社会各个方面的利益。公立医院利益相关者群体对医院生存和发展的作用越来越大。

一 利益相关者的概念及内容

利益相关者理论是弗里曼在《战略管理：利益相关者方法》一书中提出来的，随后被企业管理者应用到企业的实际管理过程中。利益相关者理论的主体思想是，任何一个企业的发展和壮大都离不开利益相关者的投入和参与，企业追求的应该是利益相关者整体利益的最大化，而不是仅仅追求股东利益的最大化。

关于利益相关者理论，不同的学者从不同的研究视角出发，但归纳20世纪60年代至90年代以来西方学者对利益相关者的定义，最具有代表性的是弗里曼（Freeman）和克拉克森（Clarkson）对利益相关者的界定。弗里曼认为利益相关者是指能够影响组织目标实现的个人和组织。因此，企业的利益相关者应该包括企业的股东、雇员、顾客、社区等团体和个人。认为企业是由利益相关者组成的一个系统，它与为企业活动提供法律保障和市场基础的社会大系统一起运作，共同发挥作用。企业不应单纯追求股东利益的最大化，而应考虑与其利益相关的所有人员的利益，努力满足多方利益相关者的不同要求，关注企业经营所造成的社会经济和政治影响，实现社会财富的最大化。

这个定义与以往对利益相关者的界定不同在于，扩大了利益相关者的范围，不仅将直接影响组织目标的个人和群体视为利益相关者，同时还将受组织目标实现过程中所采取行动影响的个人和群体也看作利益相关者。

随着利益相关者理论研究的不断深入，利益相关者分析逐渐成为一种重要的研究方法和研究工具，应用的领域和范围不断扩展。西方各国已将其广泛应用于各种医疗卫生机构的改革及管理中。作为我国医疗卫生机构主体的非营利性公益事业单位——公立医院，其经营目标和出发点不能等同于一般的营利性企业，必须考虑医院与社会各个方面的利益。本书应用利益相关者理论研究公立医院在提供医疗服务时的各个利益相关者，并从拥有相关利益和双向影响两个方面来界定公立医院利益相关者，本研究认为在我国公立医院的利益相关者是指对公立医院有某种利益诉求，能在不同程度上影响公立医院行为或目标的实现，或受到公立医院经营活动影响的个人、群体与机构。

二　利益相关者的分类

国内外学者从多个维度对利益相关者进行了分类，不同的分类深化了人们对利益相关者理论的进一步认识。在众多的利益相关者分类标准中，最具代表性的分类方法是美国学者伍德和米切尔提出的将利益相关者界定与分类相互结合的评分方法。这种评分方法具有较强的可操作性，逐渐成为利益相关者分类最常用的方法。

米切尔认为可以从三个属性方面来分析某一个个体或群体是否是组织的利益相关者，是哪一类型的利益相关者。这三个属性为：一是权力性，即某一个人或群体是否拥有影响组织决策的能力、地位和相应的手段；二是合法性，即某一群体是否具有法律上的、道义上的或特定的对于组织的索取权；三是紧急性，即某一群体的要求能否引起组织管理层的关注。

本研究借鉴米切尔评分法对公立医院利益相关者进行了分类。

采用米切尔评分法，本书将公立医院利益相关者分为核心利益相关者、潜在型利益相关者及边缘型利益相关者三类。

核心利益相关者是指与公立医院具有非常密切的利益关系，是公立医院发展过程中不可缺少，甚至在一定程度上可以直接左右公立医院生存和发展的利益群体。公立医院的核心利益相关者群体包括：患者、医院员工、医疗器械供应商、医疗保险机构（目前包含医保、新农合、新城合）、卫生行政管理、财政、物价、发改委、民政部门，等等。其中最主要的利益相关者为政府卫生行政管理部门、患者、医院员工、医疗保险机构和药械供应商。

潜在型利益相关者指的是与医院形成较为密切的关系，其合理的利益要求应当得到医院的关注和满足的利益群体。公立医院潜在型利益相关者主要包括医院所在社区居民、其他公立和私立医院、特困医疗救助机构、行业协会等。

边缘型利益相关者指的是那些被动地受到公立医院的影响，在医院自身看来这些利益相关者的重要性相对较低，其自身实现利益需求的紧迫性也不强。公立医院边缘型利益相关者主要包括医疗教育机构、消费者保护协会、后勤社会化服务公司。

这三类利益相关者以不同的方式影响着公立医院的发展，并主动或被动地分担公立医院经营活动中的特定风险。公立医院的生存和发展离不开利益相关者的参与和支持，公立医院追求的利益首先要恪守公益，同时要协调好利益相关者整体利益，即公立医院的经营管理活动要综合平衡各利益相关者的利益，注重尽力满足利益相关者对公立医院的利益要求，从而促进公立医院公益性目标的实现。

三 从利益相关者角度分析公立医院公益性

公立医院医疗服务的生产和消费设计了很多的环节和主体，简单从供求关系来讲包括供方——医生和医院，需方——患者以及药械的生产和供应商，同时政府和医疗保险部门及其他利益相关者都成了不可或缺的参与主体。所以公立医院公益性的回归不仅要强调政府的主导作用及公立医院自身积极性，同时也要注重其他利益相关者所起到的作用。各个利益相关者之间相互作用、相互影响，共同决定了公立医院医疗服务提供的整体运行状况及其公益性的实现程度（见图2－1）。

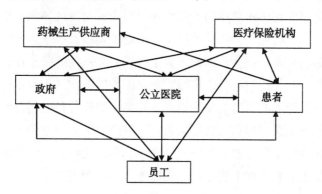

图2－1 医疗服务提供体系中各个主体的相互关系

遵循利益相关者理论，任一现象都要从利益相关方进行分析就能找到比较客观公正的原因，比如社会反映强烈的药价虚高问题。药价虚高是造成"看病贵"的主要原因之一，但社会上多数人认为的"看病贵"原因在公立医院。实际情况是，公立医院西药加成率一般只有15%左右，虚高的原因主要在政府物价部门、医药生产流通部门等环节。如果一种药品（包括新药）问世后，药厂不虚报价格，或者政府物价部门认真核实、批准的价格不虚高，那么这种药品零售价就不会虚高，医药代表也不会在没有虚高空间的情况下自己拿钱给医生开药提成。再如，特需病房在公立医院日益增多，这种为少数权贵和富豪提供高档次服务，挤占公众的医疗资源的做法，是与公立医院公益性明显违背的，但应看到，这种怪胎不仅仅是公立医院追逐利益的结果，更是政府中少数人希望、暗示甚至通过各种手段干预的结果，贫富分化、虚荣浮躁也促进了公立医院中特需病房的豪华。医疗保险机构的管理水平（如支付办法）也直接影响着公立医院的收费方式，影响着患者与公立医院的关系。

同样，根据利益相关者理论也可以分析公立医院公益性缺失的医院内部原因。一个公立医院公益性缺失必然是公立医院管理者过分追求利益的结果，医疗质量低导致疾病治不好，医疗效率低导致治疗好得慢，过分依赖设备检查、乱开方开大方、购高价药械等导致患者花费高，而患者、社会不满意和职工积极性低又导致医院信誉下降，这些都是从医院内部分析公立医院公益性的因素。

我国多年来对医疗机构实行的财政投入减少和药品加成的医疗补偿机制，使医疗机构出现比较强烈的逐利倾向，并影响到其他利益相关方，这就不可避免地导致医疗费用的上涨和人民群众看病贵的加剧。然而，公立医院提供的服务具有公共产品的性质，决定了其收益和危害不仅局限于个人，而是影响到整个社会。因此，为了确保公立医院的公益性，必须由政府严格监管，并优化财政补偿机制。公立医院的医疗队伍也是一个很特殊的群体，应促使他们自身的发展愿景与社会所期待的目标相协调，鼓励他们去发挥人道主义精神和人文主义关怀。对公立医院的医生的正确定位非常重要，作为医生肩负着为人民群众健康负责的使命，应该给他们合理的待遇，从物质上和精神上更好地调动医务人员的积极性。

第三章

我国公立医院公益性现状及缺失结症分析

第一节　公立医院公益性及特征

一　公立医院公益性

"医院"一词来自拉丁文，原义为"客人"，因为最初设立时是供人避难之用。此外，这里还备有娱乐节目，使来者舒适，有招待的意思。后来才逐渐成为收容和治疗病人的专门机构。一般认为，医院是指以向人提供医疗护理服务为主要目的的医疗机构。其服务对象不仅包括患者和伤员，也包括处于特定生理状态的健康人（如孕妇、产妇、新生儿）以及完全健康的人（如来医院进行体格检查或口腔清洁的人）。丁涵章认为"医院是人类与疾病斗争过程中所形成的医疗机构"。我认为可以这样定义：医院是医务人员集体协作、利用各种医疗资源、运用以医学科学为主的理论和技术对非健康或特定健康人群进行诊疗、防治、护理及提供保健服务的场所。凡以"医院"命名的医疗机构，住院床位总数应在 20 张以上。

（一）公立医院的概念

公立医院目前常见定义是：公立医院是政府出资举办的医院，或者公立医院是政府举办纳入财政预算管理的医院。在我国目前形势下，这两种概念都很不恰当，应该定义为：公立医院应指由政府出资举办的具有公益性的医院。这样定义，一是把与公立医院不可分割的根本属性写入其中，二是更符合政府举办公立医院的办院宗旨。公立医院有以下几个特征：医院的产权归政府所有，属非营利性质，享受国家规定的税收优惠政策，执行国家有关医疗服务的价格规定，完成基本医疗服务的供给和国家制定的任务，同级财政对医院的基本建设、大型设备购置、重点学科发展及部分人员经费给予合理补偿。公立医院是我国医疗服务体系的主体，诸如传染病医院、预防性医院、代表医学发展方向的大学附属医院和中等规模的综合性医院等都属于公立医院的范畴。

（二）公立医院的分类

公立医院按功能可分为综合医院、中医医院、中西医结合医院、民族医院、各类专科医院和护理院、专科疾病防治院、妇幼保健院和疗养院。按主管单位可分为部属、省属、市属、县（或设市的区）属医院；按主办单位可分为政府办（指卫生行政、部队和其他行政部门办）、社会办（企业、事业单位、社会团体和其他），两者可有交叉。

依据医院的综合水平，我国的医院分为三级十等，即一、二级医院分别分为甲、乙、丙三等，三级医院分为特、甲、乙、丙四等。

（三）公立医院与非公立医院的主要区别

主要区别在于公立医院自身拥有的特殊性，主要包括：

1. 财产剩余索取权的不可获得性。作为非营利性组织，任何个人和组织不可获得公立医院财产的剩余索取权。

2. 经营目标的多元性。公立医院是市场经济环境中的经济组织，这决定了它经营目标中的经济性，它同时以满足社会人群的健康需要为目标，具有明显的社会福利性。

3. 产权流动的特殊性。公立医院属于国有产权，并由政府部门逐级实行代理，产权的流动性受到限制。

（四）公立医院的社会功能

公立医院的社会功能就是非公立医院不愿（或不能）提供的功能或不愿提供的服务：大部分具有公共产品性质的服务，如预防艾滋病和性病的健康教育；具有正外部性的产品和服务，如计划免疫和结核病的治疗；对那些付不起医疗保健费用的穷人提供的产品和服务。具体可体现在以下六个方面：

1. 提供公共卫生产品或准公共卫生产品；

2. 低价或免费承担社会贫困人口、无任何医疗保险者和生活能力低下人群的基本医疗服务；

3. 保证医疗服务的公平性和可及性；

4. 开展医学教育、医学科研和技术推广，推动医学科学的进步和发展；

5. 发挥医疗市场的宏观调控作用，平抑医疗服务价格，杜绝医疗市场垄断现象的产生，维护和促进医疗市场的正常秩序和公平、公正、有序的竞争环境形成；

6. 推动当地社会经济发展和社区居民的健康素质，提高社区就业和健康教育水平。

二　公立医院公益性特征

公益性是指政府、社会组织、个人投资不是为了营利，而是为了提供公共产品、公共服务，其效益主要表现为社会效益。公益性是公立医院的根本属性，其特征有三个：

1. 提供基本卫生服务的可及性，这是公立医疗机构体现其公益性最基本的特征；

2. 提供卫生服务的适宜性，即通过适宜技术、适宜药品和适宜环境向民众提供适合其需要的卫生服务；

3. 体现卫生服务的质量和效率，即提供的服务应产生较好的健康结局。

公立医院的公益性，就是公立医院在政府有效的保障和规范机制下所具备的以维护改进国民健康为宗旨，以提供公平、可及、高效、适宜的医疗卫生服务为手段，不以营利为目的，致力于满足公众的健康需要的基本性质。公立医院的公益性以公平为根本出发点，把贫弱人群作为重点保护对象。

强调公立医院公益性的必要性在于公立医院的产品和服务具有特殊性。供求理论告诉我们，当供给大于需求，产品或服务的价格会下降，当需求大于供给，则价格会上升。但当供给过剩发生在医疗服务领域时，由于信息不均衡，患者并不确定自己的医疗需求，而医方具有选择权，他们可以运用诱导需求的方式实现医疗服务的扩张，使价格上升。一旦医方将经济利益置于首位，他们将运用技术垄断，诱导消费者过度消费，使医疗价格上涨，增加患者的经济负担，导致社会成员的健康权利难以实现公正、均等、效率，引发对政府服务的质疑和不满。

公立医院的公益性主要体现在：宏观上，公立医院要以公共利益为目标，履行公共服务的职能，使群众的基本医疗卫生需求得到满足。就服务内容而言，要公平配置资源，提供公益性服务，落实区域卫生规划，使服务可及性得到提高。就服务对象而言，要保障弱势群体利益，对待患者一律平等，实现国家医疗保障的兜底功能。微观上，按照公共利益最大化原则，全体公民应该享受到最基本的医疗卫生服务。同时，公益性也要通过创新机制，以低廉的价格提供优质服务。坚持公立医院的公益性质，要求医院在制定公立医院改革的政策措施和实施方案时，必须遵循公益性的原则，努力避免简单照搬经济领域的方法和经验，使公立医院的主导地位得到实现。

我国公立医院是国家公共卫生医疗机构的主体，承担着公共卫生服务和社会医疗保障的职责，具有防病治病、救死扶伤的责任，对保护人民群众健康、维持社会稳定具有重要意义。公立医院公益性职能一般包括两类，主要在基本医疗服务功能中发挥主体作用，包括门急诊和住院服务、危重病及罕见疾病的诊治以及包括门诊和住院在内的部分特需医疗服务；同时，还肩负包括公共卫生、预防保健、教学科研等社会服务职能。

1. 基本医疗服务保障的主体

公立医院是人民群众看病就医的主要场所，也是我国卫生医疗体系的主体。据《2013 年我国卫生事业发展统计公报》，2013 年我国有公立医院 13396 个，拥有床位 386.5 万张、卫生技术人员 383.9 万人，分别占全国医院数、医院床位数和医院卫生人员数的 54.2%、84.4% 和 86.8%。公立医院提供的诊疗和住院服务，占全国医院诊疗和住院人次的 89.8% 和 87.9%。

在公共财政支持和国家监管下，公立医院一方面不以营利为目的，以低于服务成本的费用，为群众提供质量合格的检查、用药、治疗等医疗卫生服务。同时为使公民防病意识提高，养成健康的生活习惯，开展健康教育而体现医疗服务的公益性。另一方面，通过其较高的医疗技术水平和先进的技术设备，为社会提供复杂的疑难疾病的诊断和治疗服务。此外，在保证完成急、危、重症患者抢救治疗，在教育、科研预防和康复工作方面作出努力并完成相应工作的基础上，为满足病患（尤其是高收入者）特殊医疗需求开展不同形式的特需医疗服务，如美容、临终关怀、上门服务等。

2. 医学科技的主力军

在我国，公立医院承担了医学生培养（尤其承担临床理论教学、临床见习、临床实习、毕业实习的任务）和临床医师规范化培训的重要任务，是医学科研人才的孵化器。我国 90% 以上的公立医院承担着高等医学院的临床教学和实习任务，在高等医学院云集的我国东部发达地区，这个比例接近 100%。同时，在经济发达地区，部分二级甲等公立医院也承担着学生的临床教学和实习任务。

我国公立医院还承担着科研任务。公立医院作为国家医疗机构的主体，拥有优质的科研资源和临床医学教学资源，有先进的医技设备和一定数量设施完善的实验室，同时具有丰富的信息和资料来源，为临床科研开展搭建了良好的平台。

3. 调控医疗市场的重要砝码

公立医院尤其是高科技龙头医院、大学教学医院、示范医院，通过技术培训和指导、医疗服务示范作用、收费水平的示范作用，引导所有医院的就医行为，平抑医疗服务市场价格，保护患者权益；弥补市场缺陷，进行公益性医疗卫生服务，提高医疗服务的公平性，包括面向贫困者和弱势群体的服务，提供应急救援和急救服务等。

4. 处置突发公共卫生事件的依靠

长期以来，我国在突发公共卫生事件、重大自然灾害、重大活动保障中，相关的疾病预防和控制、生命救治等任务都是由公立医院来承担，它发挥着维护人民群众生命安全和社会稳定的重要职能，是国家和社会的稳定器。如对各类人群进行针对突发事件的预防、医疗、个人防护知识的教育和宣传，承担大量的救治工作，包括派出医疗队到现场进行急救处理，腾出大量病床收容患者并进行抢救，设置专门病区对患者进行救治，组织进行防疫消毒和监测评价等工作。

5. 社会医疗服务体系中的重要角色

公立医院一方面承担医疗预防保健等职能，同时还承担着对下级医院或边远地区医院的技术支持职能。目前许多二级以上医院通过支农支边、对口支援贫困地区基层卫生机构、培训医务人员、开展学术讲座、专家会诊和义诊等方式，在城市承担社区卫生服务，并且在农村对口支援县医院、乡镇卫生院，提升基层医疗机构医疗水平，从而达到优化社会医疗服务体系的目标。

第二节　新中国成立以来我国公立医院公益性展现历程

一　成长期（1949—1978 年计划经济时期）

1949—1978 年，我国实行计划经济，我国的医院亦如是。鉴于公立医院因其功能以公共管理和公共筹资为特征，其间公立医院的规制政策可定义为关于医疗服务的公共提供、公共管理和公共筹资的政策。在国民经济发展水平较低的计划经济时期，我国政府以仅占 GDP 3% 左右的投入，运用有效的制度安排，使我国人民群众的基本医疗卫生服务需求大体得到满足。20 世纪 50 年代初期，我国一方面推行劳保医疗和公费医疗制度，在农村建立合作医疗制度，设立了"病人欠费基金"，使居民看不起病的问题得到较好的解决。公立医院还具有一定程度的福利性。从 1961 年到 1978 年间，医疗卫生事业得到大力发展，人民健康水平也得到了迅速提高，使许多国民综合健康指标与中等收入国家持平，一些国际机构将我国评为发展中国家医疗卫生工作的典范。

然而计划经济下的这种制度并不能长久有效地维持整个卫生体系的运行。到 20 世纪 70 年代晚期，大型公立医院医疗技术陈旧、运行成本不足等问题逐渐暴露。另外，政府对医疗资源利用难以控制的公费医疗（政府保险体系）和劳保医疗（工人劳动保险体系）两项制度表现出高度担忧。与此同时，政府同样担心计划经济体系低效造成的损失已经使财政不堪重负。

总之，在计划经济的时代，公立医院就是一个福利单位，医院要为公民提供无偿或低价的基本医疗服务，医院的生存与发展主要依靠政府的拨款和补偿，因此，此时的公立医院性质定为社会卫生福利事业。

二　衰减期（1978—2003 年经济转型期）

从 20 世纪 70 年代末到 90 年代初，我国经济体制改革不断深入。1985 年 4 月，国务院转批了卫生部起草的《关于卫生工作改革若干政策问题的报告》，其中提出为了加快卫生事业发展，"必须进行改革，放宽政策，简政放权，多方集资，开阔发展卫生事业的路子"等重要意见。

这成为经济转型时期我国正式启动全面医疗体制改革的标志。

1992 年 9 月，国务院下发《关于深化卫生改革的几点意见》。时任卫生部财政司司长的迟宝兰代表卫生部要求：医院要在"以工助医"、"以副补主"等方面取得新成绩。点名手术、特殊护理、特殊病房等新事物开始出现。这一时间在全国卫生系统内部以及学术界反响强烈，围绕"医院是不是掉到钱眼里"、围绕是政府主导还是市场化改革之路，两种思想观点针锋相对。公立医院改革市场化管理，刺激医院将成本转嫁给公费医疗和劳保医疗两个支付体系上。这种成本转移最终侵袭了公费医疗保险体系和劳动保险体系赖以生存的经济基础，并在一定程度上导致了 90 年代初期这两个体系运行的半瘫痪状态。

这一时期，在有计划的商品经济框架内，受经济体制改革尤其是国有企业改革的启发与推动，卫生体制改革在管理体制、运行机制、分配制度、补偿机制等较广泛的领域展开，取得了一些成绩。对于卫生事业的性质的认识，则从"社会福利事业"转到"有公益性的社会福利事业"。这一提法上的变化，体现人们认识上的变化，即作为公益事业，应当是"谁受益，谁出钱"，从而改变了医疗卫生事业的发展全部由国家包下来的做法，提倡国家、集体、个人和各社会团体多方筹资举办医疗卫生事业。这既是在理论上对上一个阶段改革思路的肯定，又为下一个改革奠定了基础。

1997 年 1 月，中共中央、国务院做出了《关于卫生改革与发展的决定》，明确指出：我国卫生事业是政府实行一定福利政策的社会公益事业。20 世纪 90 年代初到 21 世纪初是医疗卫生改革深化阶段。由于社会的进步、经济的发展，医疗需求层次发生了变化，医疗费用不断地上涨，因而政府的负担越来越重，如何适应社会主义市场经济体制，充分发挥市场作用，卫生资源如何合理配置成为这个时期卫生改革的热点。

在医疗体制市场化改革后，公立医院的公益性质逐渐被淡化，呈现出以下问题：一是医疗费用的增长速度远超出居民收入的增长速度。在全国经济发生通货紧缩的 1996 年至 2000 年间，却是改革开放以来人均卫生费用增长最快的 5 年。二是政府投入减少与公立医院自主权扩大导致公立医院的趋利行为，造成公益性质的淡化，使医药费用不断上涨，大幅增加了医疗机构门诊人次费用，引发了"看病难、看病贵"问题。同时过度检查、过度医疗及药品大处方导致参保患者的过度消费，药品费用也大幅浪费。三是由市场化改革负面影响导致了医生追求经济利益最大化倾向，诱导患者的医疗需求而产生过度医疗成为常见现象。四是宏观上卫生投入效率低，医疗卫生服务的公平性不够。在当前市场化前提下，政府不断增加投入，可能因过度医疗行为使这部分投入转化为医疗机构自有财产，公立医院的公益性也无法实现。

三 唤醒期（2003—2009 年非典后新医改前）

自"非典"发生之后，医疗卫生改革进入了反思调整阶段。2003 年，"非典"疫情在全国蔓延，我国开始反思公共卫生体系的漏洞，进而开始检讨整个卫生事业。2003 年底，突发公共卫生事件医疗救治体系建设开始启动，省、地（市）级紧急救援中心和中西部省、市、县三级传染病医院成为重点改造对象，面向农村的三级卫生服务网络基础设施条件进一步改善。从 2003 年至 2007 年，政府对医疗卫生领域的财政投入连续 5 年成为财政预算安排增长最快的领域之一。

2005 年是医改风云变幻的一年。两则新闻的发布，引发了关于新医改的激烈争论和大讨论，此后关注热度持续升温。一则是："市场化非医改方向"，2005 年 5 月 24 日，卫生部下属的《医院报》头版头条刊出了卫生部政策法规司司长刘新明一次最新讲话中的核心观点。而 6 月 20 日当天的《中国青年报》引用《医院报》5 月份的报道，将刘新明"市场化非医改方向"的观点传递给了大众。这一观点，被迅速地解读为卫生部的表态，一时间引起了全社会的普遍关注。刘新明的观点是，"看病贵"、"看病难"等现象，根源在于我国医疗服务的社会公平性差、医疗资源配置效率低，要解决这两个难题，主要靠政府，而不是让医疗体制改革走市场化道路。另一则是："国务院研究机构称：我国医改基本不成功"。2005 年 7 月《中国青年报》的这个话题再次引起全社会广泛关注。国务院的这个研究报告认为，医改困局的形成，是将近二十年医疗服务逐渐市场化、商品化引起的，而之所以出现这种情况，和政府对医疗卫生事业的主导不足、财政拨款不足有关，所以，核心问题在于强化政府责任，医改路线选择上应以政府为主导，坚持医疗卫生事业的公共品属性。

2007 年 12 月，卫生部部长陈竺在十届全国人大常委会第三十一次会议上，报告了城乡医疗卫生体制改革的情况，医疗卫生改革进程再度进入公众视野。2008 年 9 月 11 日，温家宝总理主持召开国务院常务会议，审议《关于深化医药卫生体制改革的意见（征求意见稿）》，并决定公开向社会征求意见。截至2008年11月13日22时30分，国家发展改革委网站共收到意见2.6万余条。新医改能否解决"看病贵、看病难"等难题，成为人们最关心的问题之一。

四 回归期（2009年至新医改开始后）

2009年1月21日，国务院总理温家宝主持召开国务院常务会议，审议并原则通过《关于深化医药卫生体制改革的意见》和《2009—2011年深化医药卫生体制改革实施方案》。2009年4月8日，国新办举行新闻发布会，介绍深化医药卫生体制改革及近期重点实施方案的有关情况。2010年2月23日，卫生部、中央编办等五部委联合发布了《关于公立医院改革试点的指导意见》，并选出16个有代表性的城市，作为国家联系指导的公立医院改革试点城市。

新医改方案以"一个目标、四大体系、八项支撑"为主体：一个目标，即以建立覆盖城乡居民的基本医疗卫生制度为总体目标，为群众提供安全、有效、方便、价廉的医疗卫生服务。四大体系，即建设覆盖城乡居民的公共卫生服务体系、医疗服务体系、医疗保障体系和药品供应保障体系，形成四位一体的基本医疗卫生制度。八项支撑，即建立协调统一的医药卫生管理体制、高效规范的医药卫生机构运行机制、政府主导的多元卫生投入机制、科学合理的医药价格形成机制、严格有效的医药卫生监督体制、可持续发展的医药卫生科技创新机制和人才保障机制、实用共享的医药卫生信息系统，建立健全医药卫生法律制度。四大体系相辅相成，构成了我国的基本医疗卫生制度；八项支撑配套建设，保障四大体系有效规范运转，"四大体系、八项支撑"涵盖了医药卫生体制改革的方方面面，必须协调推进。

公立医院改革试点意见要求：

1. 建立公立医院之间、公立医院与城乡基层医疗卫生机构的分工协作机制；

2. 改革公立医院管理体制，探索管办分开的有效形式，逐步建立协调、统一、高效的公立医院管理体制；

3. 改革公立医院法人治理机制，明确政府办医主体，科学界定所有者和管理者责权，探索建立以理事会等为核心的多种形式的公立医院法人治理结构；

4. 改革公立医院内部运行机制，完善医院内部决策执行机制和财务会计管理制度，深化公立医院人事制度改革，完善激励机制；

5. 改革公立医院补偿机制，合理调整医药价格，逐步取消药品加成政策，完善医疗保障支付制度；

6. 改革公立医院监管机制，加强公立医院医疗服务安全质量监管和经济运行监管，充分发挥社会各方面对公立医院的监督作用；

7. 建立住院医师规范化培训制度，开展住院医师规范化培训；

8. 加快推进多元化办医格局，鼓励、支持和引导社会资本发展医疗卫生事业，鼓励社会力量参与，举办非营利性医院。

我国医疗卫生事业发展的成就有助于促进公立医院公益性回归。改革开放30多年来，我国医疗技术和医疗服务水平大幅度提高，医疗卫生服务体系建设逐步完善，医疗卫生事业发展取得了巨大成就。全国突发公共卫生事件医疗救治体系建设进展顺利，政府对医疗卫生逐步加大财政投入，使公立医院公益性回归具备了资金保障，居民"看病难、看病贵"问题的缓解有了物质基础。

第三节　我国公立医院公益性缺失及原因分析

一　我国公立医院公益性缺失的表现

（一）公益性严重削弱

公立医院的改革关系整个医改全局，它既要体现公益性，为人民群众提供基本医疗服务，又要承担带动基层医疗卫生机构水平和进行人才培养、医学科研的任务，这决定了公立医院改革必须体现公益性，这一点已被大家广泛认可。然而现实中公立医院的经营状况不容乐观，甚至部分医院处于自负盈亏举债经营的状态。由于政府财政拨款不足，公立医院的生存和发展必须依靠其自身业务收入。现有的公立医院中，几乎都处于自负盈亏阶段，一味追求利润，致使部分公立医院难以承担起社会赋予的向社会提供安全、有效的基本医疗卫生职责。医院自身利益与保障社会公平间的矛盾日益突出，导致公立医院的公益性质弱化，公立医院公益性受到严重挑战，增强公立医院公益性的任务还十分艰巨。

　　（二）资源配置严重失衡

　　2000 年，世界卫生组织（WHO）对成员国卫生筹资和分配公平性进行排序，中国位列 191 个成员国的倒数第四（第 188 位）；2003 年，卫生部第二次国家卫生服务调查，患病群众 48.9% 应就诊而未就诊，29.6% 应住院而未住院，44.8% 城镇人口和 79.1% 的农村人口无任何医疗保障，城镇职工参加基本医疗保险的约 1.3 亿人，享受公费医疗人数为 5000 万人；2005 年，新型农村合作医疗试点 1.56 亿人。中国政府投入的医疗费用中，80% 是为了 850 万以党政干部为主的群体服务的（中科院调查报告）。另据监察部、人事部披露，全国党政部门有 200 万名各级干部长期请病假，其中有 40 万名干部长期占据了干部病房、干部招待所、度假村，一年开支约为 500 亿元。一系列数据表明，中国目前的卫生医疗服务体系存在着严重的不公平现象。中国大中城市卫生人才严重饱和并出现过剩，而广大农村地区对卫生人才需求迫切，在城市中，医生和医院床位超出了需求 20%—25%，部分大型医疗设备拥有量超出了需求 25%—33%。部分大城市医疗资源人均拥有量超出了欧美。卫生资源配置极不平衡，城乡之间差距大，直接影响了公共政策的效率与公平，导致了城乡卫生服务利用存在较大差距。

　　（三）服务效率比较低下

　　部分公立医院存在服务质量低、管理水平低、运行效率低等弊端，部分医院行政冗员，设置的科室过多过滥，原本一个科室就可以搞定的事情，却拆分出若干个科室来，带来的直接后果就是运行成本增大，阻碍了医院的发展。多数公立医院不去主动思考如何向人民群众提供更多的服务产品，而是"守株待兔"般等待病人上门来，不能为患者提供更多更好的医疗服务，医院临床路径混乱、流程不科学现象更是屡见不鲜。

　　大城市的三级医院由于拥有高水平的医疗队伍和先进的医疗设备，在市场竞争中处于有利地位，导致这些医院往往人满为患。事实上，一些常见病和多发病，大小医院的疗效本无区别。然而城市大医院的门庭若市与基层医院的冷清形成了明显的对应，二者形成"争饭吃"的不良循环。医疗卫生机构呈现"倒三角"分布，相反医疗卫生服务需求则呈现"正三角"的布局，这就促成了"看病难、住院难、手术难"与基层卫生资源闲置并存局面的形成。

　　（四）服务价格体系不合理

　　在我国医院的收入结构中，药品收入占据 45% 左右的比重。药品收入的主要形式包括以下几个方面：（1）提取开单费用。医院将医生开具的药单或处方的金额，按照一定的比例奖励给医生，而开单费则计入医院的成本；（2）医院将药品供应商的折扣资金据为医院收入，而不是用于降低药品成本，从而间接地将折扣资金摊到患者头上；（3）拉大进销差价。大部分药品的进销差价超过15%，有些药品的差价甚至达到了70%—80%；（4）违反相关规定，收取医药公司提供的所谓的"赞助费"。

医疗劳务价格难以体现医务人员劳务价值。在当前的医疗卫生服务中，技术服务的劳动价值没有得到合理体现，医疗项目的收费过低，医务人员的劳动价值难以体现。因此，医院只能通过抬高药价来增加医院的收入。具体反映到医疗过程中，即医生偏爱高价药，倾向于大处方。

现行的项目收费制度难以控制医疗总费用。受经济利益的驱使，这种传统的收费模式，正在为越来越多的"不规范"医疗行为（大处方、过度检查、过度服务等）提供方便。这一方面提高了医疗成本总费用导致"看病贵"，另一方面导致社会对医院补偿的低效率。

（五）医患关系日趋恶化

近年来，伴随着我国物质文化水平的不断提高，人们维权意识和法制观念也日益增强，对医疗卫生服务的要求逐渐提高。与此同时，医学科学存在的高科技性、高风险性以及一些医务工作者的逐利行为，导致患者对医院缺乏信任，医患纠纷逐年增多。医患关系颇为紧张，患方敲诈、辱骂、殴打医务人员、围攻医院，有甚者故意将医务人员致残、致死。过去十年间，冲击医院的恶性事件在以几何方式增长，2002年有5000多起，2004年上升到8000多起，2006年则将近1万起。2008年，在太原召开的一个关于医疗纠纷全国性的内部会议上披露，全国医疗纠纷以每年100%的速度增长。中国社科院财经战略研究院2013年7月3日发布的《中国公共财政建设报告2013（全国版）》报告显示，社会公众对9项社会公共服务的满意度方面，医疗卫生连续七年排名倒数第一。近年来我国医疗纠纷投诉案件的数量呈上升趋势，成为社会关注焦点。医生和医院成了公立医院改革滞后的牺牲品。

二　公立医院公益性缺失的原因分析

（一）政府方面

政府的"越位"和"缺位"。

1. 越位主要表现在：

（1）政府偏好掌握大量的医疗资源

就机构个数分类，2013 年末，全国医疗卫生机构总数达 974398 个，比上年增加 24101 个。其中：医院 24709 个，基层医疗卫生机构 915368 个，专业公共卫生机构 31155 个。就卫生资源分类，90% 以上掌握在公立医院、卫生院和医务室手中。政府卫生行政管理部门不仅掌控大量资源，而且掌控医院的人事任免等重要权力，这使得卫生行政管理部门可以直接干预医院的微观经营。

（2）政府对医疗卫生行业的管理多头化

政府对医疗卫生行业的管理多头化。公立医疗机构被部门、行业、企业分割，管理事权划分不清。公立医疗机构彼此之间存在职能交叉、权责不清、信息闭塞、力量分散等缺点，在应对突发危机事件时各自为战，难以形成合力，从而导致资源的使用效率低下，这也是"非典"初期信息沟通不畅的根本原因。

2. 政府的缺位表现在：

（1）对卫生事业的投入严重不足

政府对卫生事业投入严重不足，配置医疗卫生资源的能力严重削弱。医院靠创收维持运行和发展，实际上是把医务人员和人民群众推向了利益的对立面，成为造成医患关系紧张的一个重要原因。而在 2011 年，全国医疗卫生支出 6367 亿元，比上年增加 1563 亿元，增长 32.5%。虽然增长比例惊人，但是却仅占 GDP 总额 47.16 万亿元的 1.35%，低于世界上绝大部分国家。发达国家的政府卫生支出占 GDP 比例一般为 6%—8%，发展中国家大部分是 2%—6%。卫生事业是我国政府实行一定福利政策的社会公益事业，政府对于卫生投入作出了各种原则上的政策规定："卫生经费增长不低于财政经常性支出的增长幅度"、疾病控制机构"向社会提供公共卫生服务所需经费，由同级财政预算和单位上缴的预算外资金统筹安排"。尽管如此，我国政府并没有明确规定政府应当对公共卫生给予多大比例的财政支持。政府的主导责任不到位，使得政策在实施过程中存在实际操作及监督方面的困难。此外，部分地区的行政领导喜欢追求 GDP、城市建设等"显绩"，口头上高喊为人民服务，而到具体民生事业上则漠然待之，并未对卫生事业给予足够的重视，卫生方面的投入仍未列入财政经常性支出中。当前，我国实行分级财政体制，本级政府对疾病预防控制的投入由本级财政承担，这就使得发达地区和欠发达地区在公共卫生事业上的投入呈现出两极分化的趋势。

（2）城乡投入不平等

目前，我国城乡二元对立的社会结构还没有从根本上打破，反映到公共卫生方面，即城乡二元对立的公共卫生保障体制。具体来说，在城市实行的是"居民医疗保险"，而在农村实行的是"农村合作医疗"，两者在资源分配方面存在着不小的差距，从而导致政府的公共卫生资源配置不均衡。

（3）相关法律不规范

监督公立医院履行公益责任，政府履行监管责任，法律化是实现这一目标的重要手段。政府需要为公立医院制定法律标准，提供法律上的依据，使公立医院在既定的法律范围内运行，促使其实现公益性。然而，目前我国医事法律的发展并不成熟，法律法规的发展已明显滞后于医疗事业的发展与需要，还没有建立一个合理的法律制度体系。目前存在较为合理的医事法律主要是针对公共卫生法、医疗纠纷等关系一些较为敏感且矛盾尖锐的领域，但是对于公立医院的公益责任却未作出明确的规定。这使得公立医院在其日常的运营中随意性强，易打法律擦边球。医务人员也缺乏相应的法律意识和公共服务意识，导致医务人员行为缺乏法律规范，在出现问题时也无法应用法律规定对其进行处罚。这不仅不利于政府对公立医院进行有效的监督，也不利于保护医护人员及患者的合法权益。

（4）行政监管不到位

政府基本的社会职能之一就是向所有的社会成员提供基本的公共医疗卫生服务。当前，由于政府在监督医疗卫生服务方面尚不到位，监管体制不健全，对于政策的执行情况缺乏有效的监管，从而削弱了政策执行的效果。政府监管职能的缺位也不利于公立医院有效履行公益责任，片面地强调市场化使得公立医院的逐利行为日益强烈，这反过来又加大了政府的监管难度。医疗领域信息的严重不对称也使得政府很难做到对公立医院起到应有的约束作用，从而造成如今监管不力的现象。

因此，导致我国医疗卫生机构公益性缺失的根源在于不合理的体制，尤其是政府的不合理定位。通常市场竞争机制的引入会推动技术的进步，加大资本的积累，这使得经济活动的各方均能获益。但若政府定位不合理，那么交易成本便会加大，收益便会减少，这也是我国医疗卫生事业多次改革失败的根本原因。

此外，现行的监督公立医院医疗服务的法律法规及政策很不健全，缺乏操作性。对于医疗机构与医务人员的社会经济行为，缺乏相应的管制规定，对于如何界定公立医院的公益性，也没有明确的标准。另外关于政府的监督管理方面，卫生行政、药械监督、物价、社保、医保以及劳动监察等部门都具有一定的话语权，不同部门对医院的监管往往侧重于某个方面，这样导致了多头领导，各部门的职责不清。

（二）医院层面

1. 管理体制不健全

（1）法人治理结构规范性缺失

现代企业制度最核心的架构就是法人治理结构，包括如何分割与制衡一个机构的所有权、经营权、决策权、监督权。我国的公立医院大都缺乏规范的法人治理结构，其所有权、经营权、决策权、监督权的界限往往模糊不清，存在党政不分、院长负责制薄弱、民主性不强等问题。我国的公立医院均隶属于卫生行政部门，这种事业单位实行的是等级化、行政化的运作体制，既开办医院又管理医院，这使得医院缺乏经营管理自主权和灵活性。卫生行政部门大包大揽的行为，使其全面管理医院事务，上级部门指定领导负责人，实行院长负责制，这也就意味着医院并非真正的法人主体。此外，政府作为医疗机构的所有者又是管理者，缺乏对公立医院管理者有效的激励和约束机制，导致卫生资源配置效率的严重低下，也导致卫生服务的不公平与低效率。公立医院一方面拥有投资的决策权，另一方面却缺乏相应的成本控制机构，运行和发展模式粗放。公立医院依靠外延扩张增加收入是医院规模不断扩大的内在动力。

（2）委托—代理关系中的行政管理不力

我国公立医院的治理结构是一种委托—代理关系，委托人授权给代理人，以使其顺利完成所委托的活动，为委托人谋取利益。为了避免代理人利用手中的权力作出损害委托人利益的行为，委托人就有必要通过一种合同或机制，以激励手段使得代理人按照有利于委托人利益的方向从事相关的活动。一般而言，这种委托—代理关系普遍存在于一切组织中，存在于一切合作性的活动中，存在于每一层级的管理中。

在我国，公立医院的管理者与国家之间就是一种委托—代理关系，国家作为委托人，对公立医院进行财政支持，从而享有公立医院资产的终极所有权。国家通过任命公立医院的管理者，使其能够为全体公民提供医疗或保健方面的公共服务，促进全体公民的身体健康，而公立医院的管理者仅对医院资产享有使用权。委托人与代理人之间存在信息不对称的问题，加上医院资产所有权与使用权的分离，国家对公立医院的监督便难以为继。在现行体制下，委托人的决策权通过一定的行政程序来实现，由国家政府委托公立医院管理者来经营管理公立医院，而卫生行政部门则根据相关法律法规对公立医院的经营状况、经营行为进行监督，确保其实现国家的目标。

公立医院的经营者对医院的财产拥有使用权，但没有完全的人事权和内部收益分配权。基于这种制度，导致政府对公立医院约束过度而激励不足，在一定程度上压制医院经营者的积极性。另外，由于卫生行政部门认为没有公立医院的资产所有权，因此，对医院的管理是零散、粗糙、审批式、传达式的管理，对所管医院的内部人事、经营状况都不甚了解，必然导致信息不对称的现象出现，使卫生行政部门缺乏监督责任意识，监督效率低下。

（3）公立医院职业化管理严重滞后

自2001年以来，我国政府对公立医院管理的重视程度有增无减，但公立医院严重缺乏医院管理的专业人士。尽管我国医院管理工作职业化正逐步启动，但是我国在公立医院管理人才的培养方面仍然存在很多问题。在一些公立医院中，仍然采用传统的"医生—医疗专家—院长"的人才培养模式，认为院长应该从医疗专家中产生，而医院管理职业化尚未形成一种组织机制，从而使那些担任院长职务的医疗专家难以集中精力来进行医院管理。另外，医院缺乏对管理人员进行职业知识技能的系统培训，公立医院的管理人员通常是既要临床又要管理，出现"专业做专家、业余做管理"的现象。医院的管理人员也未形成职业意识，管理方法也多为传统的封闭性、经验性的粗放经营方式。此外，公立医院在管理人员的培养机制方面也存在很多问题，例如培养目标不清、课程设置欠合理、教学方法不灵活、教育质量衡量标准的缺失等。医院管理人员常被认为是"为一线医务人员服务的"，缺乏管理队伍建设气氛，不利于公立医院管理人员职业意识的形成、职业化的实现，也不利于医院管理效率的提高。

（4）运行机制不完善

一是办院理念扭曲。公立医院所采取的市场化办院理念使其错误地把公立医院认为是同企业一样"自负盈亏"的经济实体，将经济利益作为其运营目标。目前全国有很多公立医院依旧沿用传统粗放型发展模式，过多地关注医院规模、高端设备数量等，忽视了效益的提高与质量的内涵发展模式。结果就是公立医院将药品供应看作是成本投入，把患者视为赚取利益的顾客，通过扩大医院规模来实现医院发展，不断追求经济利益。

二是市场经营管理理念缺失。我国公立医院要完成从传统管理向现代管理的转变，首要的条件就是要建立完善的公立医院市场化经营机制，这是公立医院融入市场化经济的必要条件，也是公立医院降低医疗成本、提高医疗效益的关键。

三是激励机制不完备。在医院的经营管理过程中，调动医院职工的工作积极性至关重要，这就亟须建立合理的激励分配机制。现行的公立医院薪酬管理机制中，大多数医院实行院科两级负责制，在科室中医务人员的薪酬是依据其学历、职称、工龄等因素来确定，并非以岗定薪。这种论资排辈的做法无法反映出员工所在岗位的工作价值，削弱了医院职工积极探索新技术、研究新项目、提供优质服务的积极性，不利于医院目标的实现，导致医院运转的低效率。在个人利益方面，大部分公立医院采取把业务科室划分为一个个核算单元的做法来激励员工，通过单独核算每个单元的收支情况来分配其奖金数额。这种做法尽管在一定程度上可以调动员工积极性，但是无法体现医院的整体效益对个人收入分配的影响。这种激励模式只能体现出一个科室的效益，很容易导致职工片面追求科室及个人局部的、短期的利益而忽视了医院整体的、长远的利益。还有一些医院的激励机制是把关于医院的粗放性指标，如收支的多少、病人的多少等作为分配医院职工奖金的依据，忽视医院的实际经营状况，出现医院大型设备投入困难而企业职工奖金依旧的现象。这不仅会影响医院的可持续发展，而且会导致医院运转的低效与卫生资源的浪费。

四是人事制度不合理。目前，大多数公立医院被划定为事业单位，属于非营利组织。因此，在人员分配上围绕着相关部门制定的编制展开，这与新型的岗位流动机制所要求的"人员能上能下、能进能出"的管理理念相矛盾。目前，公立医院人事改革的最大问题在于尚未建立畅通的人才流动体制，核心在于社会与行业尚未放开。在这种体制之下，被医院辞退的员工无路可走，就给社会增添了不稳定因素。

五是筹资机制不合理。很多公立医院打着"市场化"的旗号，以追求经济利润为其目标,不断增加医疗费用,或者大量举债扩规模上设备,加重医疗成本。

六是分配机制不健全。大多数将医院的收入与业务人员的薪酬联系在一起,形成一种以医疗收入作为考核重心的医院内部考核机制,诱导"白衣天使"变成了"逐利的商人"。

七是医患维权机制不畅通。我国虽已于 2002 年 9 月就实行新的《医疗事故处理条例》,但发生医疗事故之后,光是事故鉴定费用就高达几千元,且鉴定周期长、专家产生不透明,患者维护权益成本太高。患者在医疗关系中总处于弱者地位,一旦发生纠纷,很难通过正常的渠道解决问题。与此同时,医院也在抱怨行政部门在医患纠纷处理上的缺位。

八是医务人员情感疲劳化解机制不健全。医生相对来讲工作时间长、工作量大,对自己的收入心理上要求高,医生间收入差异和地位条件的不均衡,常会使医生产生抑郁和自我否定心理。与其他职业的对比缺乏优越感,也可能引发医生的不平衡心理。

九是医疗保险机制不健全。我国还没有建立系统完整的医疗风险分担机制,只有少数省、市开始施行医疗事故责任险。在没有医疗保险机制的情况下,患者与医师之间有直接的经济利益关系,不利于消除医师与患者之间的防范心理,反而加重彼此间的隔阂,不利于构建和谐的医患关系。

十是医德教育力度不足。一些医院忽视对医务人员的医德教育,导致一些医生的医德水平差。在工作中表现,为对病人的伤痛漠不关心,工作简单粗暴,从而导致医疗纠纷频发,医疗差错时有发生。

(5) 缺乏有效的内部监督机制

有效的内部管理是公立医院实现目标、履行公益责任的重要保障。目前我国对公立医院投入的严重不足使得医院为维持正常运转,必须引入竞争机制,参与市场竞争,追求自身利益的最大化,违背公益目标。自我监督也是最有效、最根本的监督手段,如果公立医院能够实现内部自我监督,严格履行公益责任,就不会偏离公益性轨道。但是由于本位主义的存在,这种内部监督机制大多流于形式,缺乏实效。医生自律机制缺失也是内部监督不力的重要表现。医生是医院医疗服务的直接提供者,也是对公民身体健康直接负责的人。因此,医生便成为实现公立医院公益性目标的主要主体,甚至是第一主体。医院的公益性除受到政策上的规定制约之外,在很大程度上是取决于医生自身的行为。现代社会的发展使得人越来越具有社会性，这提高了他律的影响，弱化了自我的作用。目前我国公立医院和医务人员的自律机制还很不健全，医疗服务的道德水平有待提高，无法以伦理上的标准来要求医生实现自我约束。

2. 公立医院补偿机制不合理

（1）收费方式不合理

当前我国绝大多数医院执行的都是"按项目收费"。虽说"按项目收费"的支付方式有利于医生最大限度地考虑患者的个体差异，为每位患者"量身定做"治疗方案。但近些年来，受经济利益的驱使，这种传统的收费模式，正在为越来越多的不规范医疗行为（大处方、过度检查等）提供方便，这也是造成近几年群众"看病贵、看病难"等一系列问题的主要原因之一。

（2）药品大处方、过度检查和治疗导致诊疗高费用

由于公立医院实行药品购销差别加价的卫生经济政策，即医疗机构可按照批发的价格买入药品，以零售价售给患者。其中，批零差价的幅度要控制在一定范围内，即中成药为20%、西药为15%。这就意味着医院购入药品的批发价格越高，医院所获得的加成利润就越大。我国药品的生产和流通实行市场化运作，激烈的市场竞争使得生产和销售商在追求利润最大化时，采取不正当手段，把老药改变包装或规格申报新药，申报需要的药价，扰乱药品流通环节。药商将药品以高出成本数倍的价格卖给医院，医院经济政策和医药代表又诱导医生开"大处方"，导致出现开单提成、耗材回扣等现象。政府对医院诱导需求行为和医药流通领域混乱的现象缺乏有效的监管和治理措施，造成群众看病不仅要负担医药成本，还要为医院、药械企业的利润埋单。我国药品价格虚高不下、"开药提成"、"耗材回扣"问题已存在多年，直接导致了"看病贵"这一现象的发生。

（3）医疗服务价格体系不合理

公立医院的医务收费的价格低于其医疗服务成本。现行的医疗服务体制下，医务人员技术服务的劳动价值没有得到合理体现，绝大多数医疗服务项目收费低于成本，医务人员作为事关性命的劳务价值得不到体现。

在我国医院的收入结构中，药品收入占据较高的比重，表现为医院级别越低药品收入占据比重越大。医院为了发展采取依靠药品加成的措施来增加医院收入，这就必然导致临床用药，出现优先选用高价药、偏爱大处方等不良行为。

医疗检查费用居高不下，过度检查成为普遍现象。究其原因：一是医生不再望闻问切，过度依赖设备，或者是因技术不精、害怕医疗纠纷，为推卸责任而依赖检查；二是医生开单提成。个别医院按医生所开的处方或检查单据金额的比例，奖励开单人员，其开单费计入了医院的成本。

3. 医患关系和社会层面

随着我国物质生活水平有了很大的持续提高，公众的健康知识、法律意识与维权意识也有了很大的提高，对于医疗服务水平的要求也日益增长，加上医疗体制改革相对滞后，导致医疗服务模式与医疗需求之间严重不协调，另外，医学科学本身所具有的高风险性与一些医务人员的不良行为，使得社会各阶层采用不同形式质疑公立医院公益性。我国近年来的医疗纠纷投诉案件逐年增多，而且绝对数量呈现日益上升的趋势。不少医患纠纷演变成恶性事件，导致医生被打伤、致残甚至被杀害。社会虽然早就开始普遍关注这个问题，但社会舆论却普遍倒向患者，认为患者是处于劣势的弱势群体，从而让医务人员背负着更多的社会舆论压力。在这样的医疗环境下工作，医务人员长期处于紧张、焦虑、压抑的精神状态中，工作效率也难以提高。

（1）"看病贵、看病难"问题

"看病贵、看病难"问题使我国部分低收入人群和没有医疗保障的人群不同程度地存在"大病拖、小病扛"、"因病致贫、因病返贫"的状况，这是我国公立医院运营管理过程中普遍较突出的问题。近年来出现的哈医大二医院550万元天价医疗案、深圳市人民医院收费黑幕以及安徽宿州的"眼球事件"等，使医疗管理方面存在的问题更加凸显。

"看病难"主要表现在：

①挂号排长队，检查费时间；

②医院常常人满为患，拥挤不堪，环境恶劣；

③医院卫生资源不足，甚至将医护人员的办公室、休息室用作病房，仍满足不了大量患者的住院需求；

④医生为了推卸责任，往往是大会诊、大检查，既增加了患者的负担，也没有使患者疑难病得到攻克。医疗费用居高不下，甚至有增长趋势，导致了"看病贵"，表现为相对大众承受能力而言的相对数额以及绝对数额过高，数额过高具体表现为药品、高值耗材、检查费用这三个层面。

多环节因素的合力作用，滋生了"看病难、看病贵"现象，其形成机制复杂，主要概括为四个方面：

①政府投入不足，医疗保障缺失；

②在现有支付体系下，由于目前组织目标以及经营模式导向作用，医疗机构往往进行"权力寻租"；

③监管手段匮乏，究责制度缺失更使问题"雪上加霜"，患者不合理的就医行为增加了医疗需求，导致"过度治疗"；

④医疗费用与资源费用的增加，给社会各个方面带来严重的负担，对此，财政愈加不足，因此陷入了又一轮的恶性循环。形成机制主要表现为如图3–1所示。

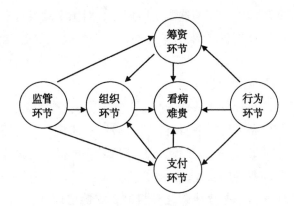

图 3–1　"看病难、看病贵"形成机制

（2）医患双方缺乏沟通和人文关怀

医生在给患者看病时"说得少、问得少、听得少"，已成为伤害医患关系最重要的"杀手"。与 1995 年相比，2008 年医生每天接诊的患者人数增长了 13.4%。笔者所在医院作为一所三级甲等医院，在高峰的时候，每日专家门诊可接待 80 人次，即使是按照满负荷计算，每位患者的平均接待时间是 5.4 分钟，但这只是理想的数学计算，实际可用的时间为 3—4 分钟。因此，用于医患之间交流的时间非常短。在医院中具体存在以下几种状况：首先是"说得太少"。不少患者谈起自己的看病经历时一脸的失望和无奈，医生太不爱"动口"了，你问病情，他爱理不理；你诉说病情，他好像没听见。其次是"问得太少"。一些患者反映，现在看病没有安全感，一大早挂号，排了好长时间队，终于可以和医生"面对面"了，但不到 10 分钟，病情还没有说完，医生的处方已开好。再有就是

"听得太少"。医生不认真、不仔细倾听患者讲述，忽略了一些重要信息，出现误诊，导致医患纠纷。

医生和患者都感觉缺乏人文关怀是医患矛盾激化的另一重要原因。从患者来讲，少数医务人员存在一定的恩赐心理和权威情结，对病人缺乏理解和关爱，他们认为病人仅仅是疾病的载体和医疗技术实施的对象，忽视了对病人及其家属的尊重，客观上拉大了医患间的距离。从医生来讲，我国医院医生门诊日接待量一般都在40人以上，远高于平均每个医生接诊4.5个病人的国际水平。在这种长期超负荷运转的情况下，再要求医生多一些人文关怀和亲情服务，或许有些苛责。医生执业呈现"四高"特征，即"高技术、高压力、高风险、高负担"，由于医生经常遇到生离死别的情景，长期在此环境中，容易造成情感疲劳，对患者的疾苦表现淡漠。因此说，除了医生对患者的关怀不够之外，整个社会也缺乏对医生的合理关怀。

（3）医疗风险化解机制不健全

医疗服务作为一种救死扶伤的行业，本身具有很大的风险性。尤其是在应用新的医疗设备和医疗手段时，具有较高的风险。即使医务人员尽职尽责，也难以保证万无一失。因此，医疗风险化解机制是医务活动中必不可少的，但是目前我国的公立医院还没有建立完备的、系统的风险化解机制。如果建立了完善的医疗风险化解机制，就能够解除医生的后顾之忧。即使发生了医疗纠纷，也能避免了患者及其家庭与医院、医生的直接接触，通过与法院、保险机构的接触即可解决问题，从而有效地防止医患双方矛盾的激化，为医院和医生更好地投入到高精尖医疗服务之中创造良好的外部条件。

（4）医疗环境日渐恶化，社会正能量尚待形成

医院同其他社会实体一样，都处在一定的社会环境中。只有社会对公立医院实行大力支持和有效监督，才能促进医疗事业的不断进步和健康发展，可惜的是，我国尚未形成这样一个良好局面，不利于医院，也不利于患者。随着我国经济水平提高，医疗环境却愈加恶化。由于医学科学的高科技与高风险性，患者对医学了解程度不高，导致信息不对称。当代临床医学虽取得很大进展，但仍有很大局限性，医生不是神仙，不能包治百病。而公众对医疗技术期望值过高，认为死了人就是医疗事故。部分医务人员行为不当，在很大程度上削弱了患者对医院的信用度。少数舆论工具

的误导，也对我国医患关系恶化起了推波助澜的作用。随着社会生活质量提高，对医疗服务提出了更高的要求，人们的法制观念与维权意识也愈加增强，但是医疗问题出现后不合理地追究医院责任，给医疗领域带来很多纠纷。长期在这样紧张、压抑、扭曲的医疗环境下，医务工作者积极性与创造性不断下降，工作效率也无法提高。

第四节　新医改以来我国公立医院改革试点取得了初步成效

2010年2月，国务院常务会议讨论通过、卫生部等五部门联合下发《关于公立医院改革试点的指导意见》后，国家确定了16个改革试点城市，除此之外，各个省市还确定了31个试点市。2014年公立医院改革国家联系试点城市扩大到34个。虽然多数城市还没有取得统一的成熟的经验，但北京、上海、成都等一些城市已经做了探索医药分开、管办分开、城乡联合等不少工作，摸索出一些值得推广借鉴的成功经验。

一　公立医院服务体系构建趋于合理

新医改以来，我国政府对农村和城市基层医疗卫生机构设施建设的投入前所未有，8500亿元的一半用于加强公共卫生服务，更新农村和城市的基层卫生设施。近年来，各级政府都把进一步加强县级医院和城乡基层医疗机构的建设作为重点，夯实我国医疗机构的县、乡、村三级医疗网。多数城市三级医院与县级医院建立了对口支援和协作关系。遍及城乡的医疗服务网络基本形成，布局更加合理。并大力实施了城乡对口支援和"万名医师支援农村卫生工程"，促进城市三级医院与县级医院建立了持久的对口支援和协作关系。不少地区还从当地实情出发，加强了为农村基层医疗机构招聘、委托培养等的医疗卫生人员培训工作。

二　公立医院服务能力和水平不断提高

经过医院分级管理、医院管理年、优质护理服务等活动的开展，我国公立医院医疗服务质量持续改善，患者安全得到充分重视。科学制定临床路径，医疗管理得到加强。在全国三级公立医院推行预约诊疗服务，逐步解决群众到大医院"看病难"的问题。我国医疗技术与发达国家的差距正在逐步缩小，临床救治水平也明显提高，公立医院人员素质、医疗技术和管理水平、硬件设施条件以及服务能力均有显著提升。经济发达地区和大城市的大型医院医疗水平和设施条件已接近或达到发达国家水平，中西部地区和基层医疗机构的医疗条件也有明显改善。

三　公立医院回归公益性开始显现

公立医院改革的出发点和落脚点是满足群众就医方便、负担减轻、质量提升的要求。截至 2011 年 11 月底，全国有 96.8% 的三级医院（1236所）开展双休日和节假日门诊。目前，全国所有三级医院和 79% 的二级医院（4762 所）开展了优质护理服务。北京、广东等地开通了预约挂号统一平台，群众就医比较集中的三级医院预约就诊比例目前均已超过50%，部分慢性病患者不必再忍受到医院彻夜排队的煎熬。近年来，公立医院进一步明确公共性和社会效益，更加注重人民群众的整体利益，注重社会责任，承担起保护居民健康、维护社会稳定的重要责任。随着公立医院一大批得民心、见效快的便民惠民措施推行后，很多患者已经享受到改革带来的实惠，并对体制机制改革形成了倒逼机制。医药费用过快上涨的势头得到初步控制，医疗服务行为不断规范。

四　公立医院运行机制和管理机制不断完善

公立医院改革试点城市坚持公立医院的公益性质，把维护人民健康权益放在第一位，实行"政事分开"、"管办分开"、"医药分开"、"营利性和非营利性分开"，调动医务人员积极性，提高公立医院运行效率。试点城市围绕理清政府与公立医院职责、选任院长和完善激励约束机制三方面进行探索，通过签订委托管理合同或综合目标管理责任书、建立以公益性为导向的绩效考核体系、建立以理事会为核心的法人治理结构等举措，加强政府对公立医院的管理。2011 年 7 月，筹建已久的北京市医院管理局挂牌运作，对北京市属 22 家三级医院的人、事、资产进行管理。探索形成改革支付方式、降低直至取消药品加成、实行收支两条线管理、设立独立于医院的药品管理中心等 4 种"医药分开"的实现形式，同时逐步完善政府投入政策。北京市 2012 年计划在少数公立医院试点"医药分开"，医生开的处方将和医院、医生的收入"脱钩"，医生的绩效考核将取决于服务质量、服务人数和患者满意度。许多医院还引进竞争机制，进行绩效考核，实施岗位管理制度，大幅提高了医院的运行效率，形成了多种形式的责任制，普遍提高了医务人员工作的积极性和主动性。

五　公立医院改革的环境和共识已经形成

为弥补市场缺陷，提高医疗服务公平性，我国公立医院在这几十年的发展过程中，经历了不同的改革发展阶段，每一阶段都面临着不同的问题，我国政府联系当时的经济社会政策，制定出不同的改革措施。新医改开展以来，党和政府高度重视公立医院的改革，社会各界给予高度关注和支持，人民群众对公立医院改革给予高度期待，公共卫生体系、基本医疗体系、基本药物制度建设的成就为公立医院改革奠定了基础，公立医院改革由试点转向整体推进的条件已近成熟，"深水区"中求突破已势在必行，"硬骨头"必须啃了。

第四章

我国公立医院公益性综合评价指标体系

第一节　开展公立医院公益性评价的意义

一　目前开展的各项医院评价

目前国内外对医院评价主要集中在医院医疗质量评审和医院绩效评价两个方面。

（一）医院医疗质量评审体系

医院质量评审是医院管理的重要内容，"注重医疗服务结果和患者利益"是涉及医疗质量评价指标体系应遵循的基本原则。国外医院评审一般是建立在自愿的基础上，依据已设定的标准对医院医疗质量进行测评。其主要目的是希望制定符合国际要求的医疗服务评审标准，以建立保障与改进医疗服务的体制，并期望在评审检查过程中发现问题、解决问题，以达到改进完善的目的。

1. 三级结构医疗服务质量

美国学者 Avedis Donabedian 提出的结构、过程、结果三级结构医疗服务质量评价方法，具体做法是将医疗质量分解为基础条件质量（包括人员、药品、器材、设备等）、工作环节指标（包括诊断、治疗、护理、医技和药剂工作、科研及教学、后勤供应等）和服务末端质量三个部分。在医疗质量研究及实践领域，基本上采用了这一评价框架。

2. ISO 9000 质量管理体系

ISO 9000 质量管理体系是国际标准化组织在总结发达国家先进的质量管理经验基础上编制并发布的质量标准。目前国内外多家医院导入 ISO 9000 质量管理体系标准并通过了认证，在提高医院管理水平方面带来了一定的实效。但此标准无法对临床上的医疗护理服务给予具体的标准规范，在医疗机构的应用过程中产生了诸多问题。

3. JCI 医院评审标准

医疗机构联合评审委员会下属的国际联合委员会 JCI 认证。制定并完善了《医院评审标准》，该标准针对医疗机构制定管理质量并制定了包括医疗质量持续提高、医疗安全、院内感染控制、医疗配套设施管理、部门管理、信息管理等方面标准，为保证医疗质量对医疗程序及护理工作做出了严格的界定。要求医院有严格的规范流程和标准来提供医疗服务。

JCI《医院评审标准》第三版新的医院标准包括患者安全指标（具体包括有效患者的身份确认、有效的沟通、药物安全、手术部位确认、院内感染等）、以患者为中心的标准（具体包括患者得到的照顾和持续性照顾、患者及患者家属的权利、患者满意度评价、药物治疗管理和使用等）和组织的管理标准（具体包括质量进步和病人的安全、传染的预防和控制、设备管理和安全、沟通和数据的管理等）三个部分。

相对于 ISO 9000 质量管理体系标准，JCI《医院评审标准》针对医疗机构提供医疗服务的特殊性制定，充分考虑了患者病情的易变性及特殊的医疗机构后勤保障系统。因此，有专家认为，JCI《医院评审标准》比 ISO 9000质量管理体系标准合更适合于医院质量评审。

4. 全面医疗质量管理（TQM）

TQM（Total Quality Management）全面质量管理，综合质量管理专家的思想精髓，是一种全员、全过程、全企业的品质经营。它指一个组织以质量为中心，以全员参与为基础，目的在于通过让顾客满意和本组织所有成员及社会受益而达到永续经营的管理途径。

TQM 包括结构质量管理、环节质量管理及终末质量管理三个方面，其核心理念是顾客满意、附加价值和持续改进。其中顾客指的是供应所提供产品的接受者，可以是组织内部的，也可以是组织外部的。附加价值用最小的投入获取最大的功能价值，追求组织最大的经营绩效和个人最大的工作绩效。持续改进指建立以 PDCA 循环为基础的持续改善的管理体系。目前，此种管理方式已经成为医疗质量管理的公认模式。我国三级综合医院评审评分标准制定遵循 PDCA 循环原理，通过质量管理计划的制订及组织实现的过程，实现医疗质量和安全的持续改进。

5. 持续质量改进

持续质量改进是在全面质量管理的基础上发展起来的更注重过程管理和环节质量控制的一种全新的质量管理理论。该理论主要针对具体过程问题的资料收集、质量平复方法进行质量改进，从而提高质量。

6. 临床路径（Clinical Pathways，CP）管理

临床路径是一种为适应医疗费用不断增长、规范医疗行为迫切需要的形势下应运而生的针对特定病种的患者由医务人员及其其他有关人员，按照优化和既定的方案对其进行诊断、治疗、护理、康复等服务的临床诊疗规范化管理方式。是一种综合性的主要临床干预措施的医疗服务计划标准，以时间为序的表格式路径图。融入了质量保证、循证医学及质量改进等先进的管理思想。

根据医院实际发展情况提高临床路径病种完成率是目前公立医院深化医药卫生体制改革的重要工作之一。通过实施临床路径管理，推动病种规范化治疗和单病种费用控制，切实规范医疗行为，缩短平均住院时间，落实合理检查、合理治疗与合理用药，有效降低医疗成本。

7. 6 sigma 管理

希腊字母"σ"表示标准偏差，在统计学上用来描述一个过程或产品数据的平均值偏离目标的离散程度。在质量管理中，"σ"可以度量质量特性总体对目标值的偏离程度。6 sigma 管理的含义是产品达到99.99966%的合格率，寻求同时增加顾客满意度和企业经济增长的经营战略模式，是企业获得快速增长和竞争力的有效经营方式之一。它是一种前瞻性的管理方法，寻求潜在的、可能的问题的预先处理，将问题扼杀于萌芽状态。目前，6 sigma 管理作为一种企业管理技术方法已引用到医院管理中，在我国医院管理实践中刚刚起步，由于该方法需要大量的定量数据、信作为支撑，所以其应用受到很大的限制。

8. 国际医疗质量指标体系（IQIP）

由美国绩效科学研究中心（CPS）制定的国际医疗质量指标体系（IQIP）专门用于评价医疗机构医疗质量的临床指标体系。该指标体系是目前在世界范围内应用最广泛的、以注重医疗服务结果（OUTCOMES）和患者利益为主要特征的医疗质量评价指标体系，强调评价指标的"可比性"，更加关注"负性事件"。并采用科学的统计、分析与数据管理方法来监测医疗质量，以保障日常医疗质量的可持续性和稳定性。

除了上述的医疗服务质量管理标准和模式之外，近年来研究较多的还有医疗质量"零缺陷"管理模式，其主要涉及护理、手术科室以及医患关系等方面。部分医院还具有本院特色的医疗质量管理模式。例如以科主任综合目标管理负责制为核心的医疗服务质量管理模式或者院长带头行政查房模式。

综上所述，随着医疗机构越来越重视从患者角度出发来提升医疗服务质量，从工作重点仅仅放在临床科室，重视终末质量控制，忽视基础质量控制和环节质量控制，转向了以"以病人为中心"质量控制目标的定位。

（二）医院绩效评估

运用科学规范的运筹学、管理学、数据统计学等学科的评估方法，对医院在特定时期中的投入、产出进行考核，采用定性与定量相结合的办法对其社会与运作效益、服务质量与医疗质量做出客观、准确、公平的全面测评。作为财政、物价以及医疗保险等相关部门的决策依据，绩效考核具有权威性和较强的公平性。它不但有利于政府机构对医院的有效监督，而且还是社会公众了解与评价医院的医疗服务水平的重要手段和信息渠道。目前绩效评价方法可以归纳为以下几类：

1. 层级化目标化战略绩效评估办法

将医院的绩效要求划分为若干个可量化的小目标，再根据目标的具体内涵，进行层层分解，使目标指标化，形成一个树状的层级化、目标化的结构，通过定量与定性相结合的办法设置其权重，构成一个完整的战略绩效评估体系。

由于指标相关性问题相对难以解决，即使通过因子分析或者主成分分析能解决此问题，却导致了层级化、目标化的战略绩效评估的直观性与操作性丧失。

2. 平衡记分卡评估方法

平衡计分卡的提出，1992年12月罗伯特·S.普兰（Robert S. Kaplan）和大卫·P.诺顿（David P. Norton）在《哈佛商业评论》著文中提出了平衡计分卡的概念。它主要是采用财务与非财务指标相结合，并综合运用当前绩效指标以及未来发展潜力指标，更为全面、科学、准确地评价企业的战略绩效，而不是只对企业的财务收益进行考量。它从财务、顾客、内部业务流程、创新与学习四个构面对企业集团的业绩进行评价，是一种较为全面的评价方法。

3. 综合指数法

综合指数法是将多个不同性质、不同类别、不同水平、不同计量单位的指标，综合形成一个无计量单位但能反映事物相对水平的综合指数后进行综合比较、分析的一种综合评价方法。具体方法是将各项经济效益指标转化为同度量的个体指数，便于将各项经济效益指标综合起来，以综合经济效益指数为企业间综合经济效益评比排序的依据。

4. 模糊综合评价法

20世纪60年代美国自动控制专家查德（L. A. Zadeh）教授创立，根据模糊数学的隶属度理论把定性评价转化为定量评价，用模糊数学对受到多种因素制约的事物或对象做出一个总体的评价，把定性与定量分析紧密结合起来，是一种比较适用于绩效评估的评估办法。

5. 秩和比法

这是一种综合评价方法，以非参数法为基础，对指标的选取无特殊要求，适用于各种评价对象；同时融合了参数分析方法，结果比单纯采用非参数法更为精确，因而被广泛应用于同一等级各医院之间或同一医院不同历史时期的评价。

6. TOPSIS法（逼近于理想排序的排序方法）

该方法借助多个指标决策问题的理想解和负理想解去排序，基本思路是首先确定评价对象及与之相对应评价指标，明确各指标的权重系数对原始数据同趋势化后进行归一化处理并建立相应矩阵，从而找出理想解和负理想解之间的距离，并以最接近理想解且远离负理想解为最好解。

二　对公立医院公益性进行评价的必要性

当前公立医院改革的详细目标模式尚未确定。目标模式是以补需方为主还是补供方为主，或者是两种之间，也还处于争论摸索的阶段，这导致了公立医院无法明确界定其定位、补偿办法、运行机制、服务人群以及考核重点和方向。在以往众多指标中，功利性的指标比例大，这明显忽略了医院的社会事业性质以及社会价值实现，导致了追求"诊断符合率"、"抢救成功率"、"治愈好转率"逐年提高，新技术水平不断提升，但带来的却是患者的满意度呈直线下降，纠纷呈直线增长。在对医院绩效评估时绩效指标缺乏"公益性"：在国内，对公立医院进行绩效考核一般都采用净利润增长、资产负债率等"经济效益指标"，而相比国外所采用"财政管理与效率指标"，如住院患者门诊患者医疗成本、次门诊成本、住位患者间接成本等。诚然，国内注重成本效益，国外则是成本控制。

随着医药卫生体制改革不断深入，确保公立医院公益性质是一项重要原则。逐步改善和提高公立医院公益性，有助于实现人人享有基本卫生保健，有助于人民群众享受到公平、可及和适宜的医疗服务，有助于社会主义和谐社会的建设。

目前，强化公立医院公益性是一个迫切需要解决的社会问题和现实问题，已出台并且正在实施的诸多卫生政策都强调和坚持医疗机构尤其是公立医院以公益性为主要目标。建立公立医院公益性评价指标体系和公立医院公益性评价工具已经成为当前亟须解决的理论和管理问题。建立一套客观、系统明确的评价模型是评价不同医院公益性和同一医院不同时期公益性的实现程度的有效途径。通过对公立医院公益性的科学评价和令人信服的公益性评价结果有助于政府根据医院公益性水平高低进行有效宏观调控和监管；有助于社会和患者辨别不同医疗机构公益性水平的高低，从而在求医过程中合理选择社会责任感较强的医院就医；同时为公立医院自身发展指明方向，协调医院管理者、医务人员与公共利益之间的关系，使医院管理者和医务人员致力于高效追求公益性的目标。

维护公益性、调动积极性，是公立医院改革的主线，是整个医疗卫生体制改革的根本方向和核心任务。公立医院回归公益性必须依靠一系列具体的措施加以保障和落实，对公益性进行评价就是一个重要的手段。公立医院公益性评价作用在于为公立医院发展指明方向，协调医院管理者、医务人员与公共利益之间的关系，使医院管理者和医务人员致力于高效追求公益性的目标。

对公立医院进行公益性评价的主要目的是帮助公立医院准确了解发现自身在公益性方面存在的问题，帮助医院领导校正公立医院的发展战略及相关政策。同时，建立一套完整的科学规范的公立医院公益性评价体系，对政府和社会各方加强公立医院改革与发展的引导和监督公立医院实现其公益性进度与效果，有效配合和推动公立医院改革，促进公立医院与社会的和谐，促进公立医院可持续发展，都具有十分重要的理论和实践意义。

第二节 公立医院公益性评价主体
选择及确定评价指标方法

一 公立医院公益性评价主体选择

公立医院是我国医疗卫生服务的提供主体，公立医院经过较长时期的发展，各方面建设已相对比较成熟，并承担着主要的医疗责任，因此，以公立医院作为医疗机构公益性评价的研究对象是比较合适的。

目前对我国公立医院公益性的评价研究尚处于起始阶段。公立医院医疗服务的生产和消费涉及很多的环节和主体，公立医院公益性的回归不仅要强调政府的主导作用及公立医院自身积极性，同时要注重其他利益相关者所起到的作用。各个利益相关者之间相互作用、相互影响，共同决定了公立医院医疗服务提供的整体运行状况及其公益性的实现程度。因此，本研究的评价前提是：一是该医院已经达到卫生部规定的等级医院评审标准，二是在各地财政对公立医院补贴不一致的现状下，假设不同地区公立医院公益性接受评价时财政补偿是均等的。在此基础上，通过公立医院的社会实际运行情况和文献分析，以医院提供医疗服务的质量（治得好）、效率（治得快）、费用（花费少），加上医院的社会医疗服务（医院公益性院外延伸）、满意度（患者、职工、社会对医院服务的肯定值）五个维度作为公立医院公益性评价的主体。其中，也考虑了政府尤其是卫生行政部门对公立医院监管中的一些具体要求和政策，共同构建了公立医院公益性综合评价指标体系。公立医院公益性评价指标体系要体现公立医院的办院宗旨和社会责任，体现公立医院对患者生命尊严的敬畏和社会伦理的同情，体现职工职业幸福感和社会认同值。由于公立医院公益性的特定性质以及医疗服务的特殊性，单纯量化的指标不能真实反映出其公益性的真实状况，需要结合更多有代表性的关键定性指标进行更大范围的测量。所以本书构建公立医院公益性评价指标体系时遵循了定性指标和定量指标相结合的原则。

二 公立医院公益性评价指标的确立方法

公立医院公益性评价涉及的评价指标较多，并且指标之间的相互联系比较复杂，所以有效科学的筛选指标是正确评价公立医院公益性的关键工作，本研究采用定性与定量相结合方法，理论研究和实践研究相结合的方法构建了公立医院公益性综合评价指标体系。

目前筛选评价指标的方法主要有以下几种：

1. 文献研究法

采用文献检索方法与工具，查阅国内外相类似的研究成果，通过对大量文献的进行回顾和研究，进而全面、系统地对其进行梳理、归纳和总结，提出本研究的研究理论构思。通过实践证明，文献法具有较强的实用性，是众多筛选办法中一种较为典型的方法。

2. 深度访谈法

为了初步了解公立医院公益性及其管理方面的现状，对三家三甲医院及三甲二甲医院进行了结构化的深度访谈，作为研究的探索性预研究。在访谈之前，根据本研究的内容与目的，设计了访谈所涉及的问题，整个访谈采用了结构式的访谈方法。

3. 专家咨询法

专家咨询法是指为获得某项知识、技术方法或者信息资源等目的与有关专家进行信息交流的一种途径，是一种较为常用的指标筛选办法。为了确保指标的实用性，本书采用的是德尔菲法（Delphi Method），其依据系统的程序，采用匿名发表意见的方式，通过组织多名专家学者以匿名的形式进行函询，调查专家对问卷所提问题的看法，反复征求他们的意见，再对其意见进行整合、归纳及修改，然后再反馈给专家学者，最后汇总成专家基本一致的看法，作为评价或预测结果。这种方法具有广泛的代表性，较为可靠。

4. 问卷调查

本研究主要采用的调查研究方法为问卷调查，通过这种以定量研究为主、定性研究为辅的方法获取量化的研究信息与数据。

5. 相关系数法

此方法主要从指标间相关度出发来筛选指标，计算两个指标之间的相关系数，并统计检验，以判断两者间的相关程度，一般选择相关指标较多的作为指标

6. 聚类分析法

此办法是从指标代表性角度出发来筛选，挑选典型指标代替其他指

标，以减少多个指标间信息重复性而降低其对结果的不良影响。此办法一般采用系统聚类法，从众多的性质相近的指标中挑选类别间平均相关系数较小而平均系数较大的作为评价指标。

7. 主成分分析法

与聚类分析法一样，此方法同样从指标的代表性出发来筛选指标，其将众多相关的指标转化为相互独立的少数因子，即主成分，并储存大部分信息。主成分分析法与聚类分析法既有相同地方也有不同的地方。虽然两者的主导思想相似，都是为了减小指标数目但又不损失原有信息，但是主成分分析法是主要通过合成新的指标而聚类分析法则是挑选具有代表性的指标。

8. 变异系数法

此方法与其他方法不同，它主要是从指标的敏感度这个角度来筛选指标，它一般选择介于 VC 值较小与较大的之间的指标作为评估指标，以减少评估指标的不同或者均值相差大所带来的影响。

在筛选过程中，应当注意要综合运用各种方法来筛选指标，挑选出大多数方法所共有的指标，以构成合理的公立医院公益性评价指标体系。

第三节　构建我国公立医院公益性综合评价指标体系

构建科学规范的公立医院公益性评估指标体系是对公立医院公益性进行合理科学评估的前提。不同于一般的服务行业，公立医院是提供医疗服务的主体，是以公益性为核心，以满足广大人民的就医愿望和保障他们的平等医疗权和健康权，同时是我国医疗事业快速健康发展的重要前提。因此，在提供医疗服务过程中，医院应当强调社会责任、社会效益、社会公平，加大医疗技术研发的力度，控制医疗支出，改善服务态度，提高广大群众的满意度。通过查阅文献与小组讨论，结合我国公立医院现状，分析公立医院公益性的内涵与外延，充分考虑医院所承担的社会责任。同时一定要保证评价指标的明显易得，同时具有纵向和横向可比性。

一　确立公立医院公益性综合评价指标体系的原则

"治好病、少花钱、社会活动积极、职工爱岗敬业、社会信誉度高"

是建立公立医院评价指标体系的指导思想。公立医院公益性评价指标是医院和医护工作者的工作准绳和目标，有很强的导向作用。公立医院是国家公益性事业主要载体之一，公立医院公益性评价指标应以非营利性为根本出发点，鼓励引导医院人员努力提高医疗服务质量和工作效率，以满足广大人民群众对医疗和卫生保健的需求，促进公立医院正确履行社会公益职能和健康可持续发展。

在选取公立医院公益性评价指标时，应该遵循相应的原则，以保障指标体系的合理性及可行性，为科学建立评价指标体系奠定坚实的基础。公立医院公益性指标评价体系设计所遵循的原则如下：

1. 全面性原则

在对公立医院公益性评价时，应对公立医院公益性相关的指标进行全面的文献检索，并进行分析，尽可能构成完整的评价指标体系，保证评价结果的客观性。

设置评价指标时，既要注重社会利益，还要兼顾医疗质量及医疗效率等因素；既要关注直接的、显著的显性效益，又要考虑长远的潜在效应，要尽可能全面考虑影响公益性评价的因素，根据利益相关者理论，从患者、医务工作者、政府等相关者角度全面选择公益性评价指标。

2. 科学性原则

要建立一套科学合理的指标体系，每项评价指标的设置都应当在充分论证与调研的基础上，并对其进行严谨周密的统计分析。各个公立医院公益性评价指标之间应该具有逻辑性和合理性，在同一个评价层次上的评价指标要相互独立，指标之间相互不矛盾。

3. 导向性原则

公立医院公益性评价工作应该有一定的导向性，评价只是途径和手段，重要的是通过评价工作不断提升医院的公益性水平，提高医疗卫生服务的可及性、公平性、患者满意度以及医院自身的社会效益等，确实解决广大人民群众"看病难、看病贵"问题。

评价指标不但能规范与监控医院管理工作，还能对医院管理工作起到导向作用，能促使医院员工工作与医院发展战略目标相一致，引导医务人员获取最佳绩效，使医院更加健康快速发展。

4. 代表性原则

选取的评价指标代表性较强，贴近我国医院管理的实际状况，能直接反映公立医院公益性。

5. 可比性原则

可比性指的是评价指标应具有普遍的统计学意义，使评价指标可以实现各个不同医院之间公益性实现程度的横向比较以及同一医院在时间上不同阶段的公益性实现程度的纵向比较。

6. 系统性原则

公立医院公益性评价指标体系要覆盖医院工作的主要环节同时指标所涉及的内容必须与医院的职位息息相关，尽可能涵盖医院工作的全过程，以便在评价过程中能保证客观公正地评价医院整体工作。

7. 实用性原则

任何评价指标体系都必须具备可行性和可操作性，公立医院公益性评价指标体系亦是如此，指标的实用性是建立评价指标体系的最基本要求。

可操作性指的是评价指标在满足评价目标的基础上，指标在设计时概念要清晰，指标数据应当客观并易于采集，计算方法应通俗易懂，容易掌握，评价过程也应简单，易于掌握和操作，有利于降低管理成本和提高管理的时效性。

二　公立医院公益性评价体系的要素分析

公立医院公益性评价体系的构成主要有四个基本要素：

1. 评价目标

评价目标指的是整个公益性评价过程的指南与目的，是评价公立医院的公益性过程中所期望产生的结果。

2. 评价内容

评价内容主要有医疗服务质量、医疗服务效率、医疗服务费用、社会医疗服务及满意度五个方面。在公立医院公益性评价内容设置过程中，尽量从不同层面和角度来全面反映医院公益性的状况。

3. 评价指标

它主要指的是应当从哪个层面或角度对评价对象进行评价，这是构建评价体系最为主要的环节与内容。

4. 评价标准

设立评价指标后再对其细化定量来测评公立医院公益性实现程度的高

低，这也是医院管理层所重视的分目标。标准的设置是建立在评价目的的基础上，换句话来说，标准就是评价目的的细化结果。

三　构建公立医院公益性综合评价指标体系

公立医院公益性评价是一个完整的有机系统，可以通过选择和建立一整套的指标体系、构建特定的数学评价模型来进行测度和衡量。

在公益性评价研究中，指标体系的设计是研究的关键环节。一系列能够精准、敏感反映公立医院活动状态和体现成效的指标构成了一个完整公立医院公益性评价体系。本研究依据灵敏性、相对独立性、可比性、可测度性等指标设立原则，查阅了大量的书籍和文献后构建了公立医院公益性综合评价指标体系，并根据公立医院考核指标体系及相关标准，进行一级指标和三级指标设计调查问卷共设置了三层指标，即目标层、要素层、变量层。

公立医院公益性评价指标是反映公立医院提供医疗服务公益性特性的科学概念和具体数值表现的统一体。多个相互补充的评价指标集合在一起，共同构成了公立医院公益性评价指标体系，指标体系的优劣直接影响到公益性评价的客观性与可靠性。公立医院公益性评价是一个完整的有机系统，可以通过选择和建立一整套的指标体系、构建特定的数学评价模型来进行测度和衡量。在公益性评价研究中，指标体系的设计是研究的关键环节。一系列能够精准、敏感反映公立医院活动状态和体现成效的指标构成了一个完整公立医院公益性评价体系。

公立医院公益性评价指标体系是由若干个与公立医院公益性发展水平密切相关的相互联系、相互补充、相互影响的指标组成的系统。在参阅文献资料和广泛调研的基础上，严格遵循科学合理性、可操作性、具有代表性、客观动态性原则，以促进公立医院公益性回归为目标，且公立医院等级基本指标（例如医疗器械消毒灭菌合格率、医疗核心制度执行率、患者知情同意告知制度执行率及法定传染病报告率等评价指标）全部达到了标准要求。依据我国医疗卫生管理方针、政策和文件精神，参照国家卫生计生委制定的二、三级综合医院评审标准和"三好一满意"要求，结合我国公立医院公益性评价的实际需要和公立医院的内涵共性，综合考虑医院管理领域专家学者提出的对策建议，通过专家讨论、专家咨询等方式，拟定出医院公益性评价指标体系的初步框架。

　　按照由高到低、从大到小的原则，公立医院公益性评价指标体系可以分为三个层面，即目标层、要素层和变量层。其中，目标层（总目标）仅设置1个指标（公立医院公益性评价指标体系 X），要素层（一级指标）共设置5个指标，包括医疗服务质量、医疗服务效率、医疗服务费用、社会医疗服务和满意度；变量层（二级指标）共设置31个指标。1个总目标、5个要素指标和31个变量指标相辅相成，共同构成了公立医院公益性综合评价的指标体系（如表1所示）。

　　（一）各级指标的选取

　　根据指标设计原则，本书从医疗服务质量、医疗服务效率、医疗服务费用、社会医疗活动及满意度五个方面设计了76个备选指标，这些指标多半以日人均、百分比、年均等相对值来表示，它们都能精准地反映出评价客体发生的频率与强度，在不同的医院或者同医院不同时期的公益性评价上具有很好的实用性。本项研究主要采用了查询、咨询、问卷等方法来筛选指标，以确保指标的可行性、代表性以及可操作性。同时本研究还坚持"指标反映实际"的原则，保证信息资料完整性与重要性，对指标重要性进行了问卷调查，共邀请了29位专家参加调查，其中15人（约51%）是医院管理方面的专家，6人（约21%）是统计方面的专家，4人（14%）是经济方面的专家、4人（14%）是医疗方面的专家。

　　首先，本研究的理论研究主要通过大量中外文献比较、分析和综合，归纳出公立医院公益性等级评价及其应用研究的基本思路。

　　然后通过与医院医务工作者及其医院利益相关者（主要针对患者及卫生行政主管部门）相关人员座谈咨询，到各级公立医院听取相关工作人员意见及建议，并结合医院实际运行情况，

　　对患者、医务人员及卫生行政主管部门等进行问卷调查，初步汇总出我国公立医院公益性指标备选指标调查表。

　　然后，选择高校及科研单位相关的理论教授、卫生行政主管部门以及医疗机构中从事医院实践的管理高层等专家作为咨询对象，涉及涵盖专家基本情况、指标分类、指标重要性及补充建议等内容的意见征询表，经过先后三次咨询和反馈，专家意见基本趋于一致。

公立医院公益性评价备选指标调查 专家咨询
（第一轮）

表 4 - 1 公立医院公益性评价备选指标调查表

序号	备选指标	选取否	相对重要程度	备注
1	治愈率			
2	好转率			
3	平均住院日			
4	床位使用率			
5	基础护理合格率			
6	危重病人抢救成功率			
7	院内感染率			
8	甲级病历率			
9	检验报告时限率			
10	处方合格率			
11	抗菌药物使用强度			
12	急危重病人抢救成功率			
13	临床路径病种完成率			
14	恶性肿瘤术前与术后病理诊断符合率			
15	CT、MRI 检查阳性率			
16	手术冰冻与石蜡诊断符合率			
17	法定传染病报告率			
18	Ⅰ类切口甲级愈合率			
19	优质护理病房覆盖率			
20	大型 X 线设备检查阳性率			
21	设备运行完好率			
22	大型设备检查阳性率			
23	医疗器械消毒灭菌合格率			
24	门诊患者抗菌药物使用率			
25	住院患者抗菌药物使用率			
26	Ⅰ类切口（手术时间 <2 小时）手术，预防性抗菌药物使用率			

续表

序号	备选指标	选取否	相对重要程度	备注
27	参加并自发完成各级卫生行政部门指定的应急卫生活动			
28	对口支援基层医疗机构成效			
29	特需门诊量占总门诊量比例			
30	住院特需床位数占开放床位数比例			
31	出院患者随访率			
32	惠民措施实施情况			
33	患者满意度			
34	患者忠诚度			
35	医务人员满意度			
36	社会满意度			
37	完成公益项目数量、参加的医务人员总人次			
38	住院医师规范化培训			
39	到农村服务医师人数占符合晋升人数比例			
40	突发公共卫生事件的应急能力和物资储备			
41	实施预约诊疗服务，开展预约转诊，门诊预约率达门诊量50%以上			
42	急诊实行7×24小时服务			
43	患者随访率			
44	保护患者隐私权，尊重患者民族习惯和宗教信仰			
45	无烟医院			
46	医疗核心制度执行率			
47	患者知情同意告知制度执行率			
48	抗菌药物治疗住院患者微生物样本送检率			
49	特需门诊量占总门诊数量比例			
50	手术前后诊断符合率			
51	介入诊疗技术相关死亡率			
52	手术核查、手术风险评估执行率			
53	手术前准备制度落实，执行率			
54	患者跌倒、坠床等意外事件报告、处置流程知晓			
55	医务人员手卫生正确率			
56	高危患者入院时跌倒、坠床的风险评估率			

续表

序号	备选指标	选取否	相对重要程度	备注
57	医院感染现患调查实查率			
58	病案三日归档率			
59	急诊留观时间			
60	择期手术患者术前平均住院日			
61	院内急会诊到位时间			
62	术中冰冻病理自送检到出具结果时间			
63	心电图、超声自检查到出具结果时间			
64	急诊临检项目出报告			
65	急诊生化、免疫项目出报告			
66	微生物常规项目出报告			
67	细菌学检验项目自检验开始到出具结果时间			
68	"三基培训"覆盖率			
69	危重病人护理合格率			
70	住院患者压疮发生率及严重程度			
71	全员手卫生依从性			
72	药品收入占总收入比例			
73	门诊患者抗菌药物使用率			
74	住院患者抗菌药物使用率			
75	住院患者使用抗菌药物强度			
76	手术前后诊断符合率			

公立医院公益性评价备选指标调查　专家咨询
（第二轮）

公立医院公益性评价指标体系意见征询表

尊敬的专家：

您好！

在您的大力支持下，第一轮的专家调查已顺利完成。在此，为您付出的辛勤劳动表示衷心的感谢！

本研究拟从医疗服务质量、医疗服务效率、医疗服务费用、社会医疗服务和满意度五个层面选取关键的公立医院公益性评价指标，请您根据我们所提供的指标按重要程度进行必要的删减和增加。并欢迎您对此项研究提出宝贵的意见和建议。您的支持和建议对我们的研究具有重要的参考价值！谢谢！

一　专家的基本信息

1. 姓名：

2. 工作单位：（1）大学或者科研机构；（2）卫生行政管理部门；（3）事业单位；（4）其他。

3. 研究领域：（1）公共卫生政策；（2）社会医学与卫生事业管理；（3）医院管理；（4）卫生保健服务；（5）卫生经济；（6）医疗保险。

4. 学历：（1）研究生；（2）本科；（3）大专；（4）中专。

5. 专业职称：（1）正高级；（2）副高级；（3）中级；（4）初级。

6. 从事专业年限：（1）20 年以上；（2）16—20 年；（3）10—15 年；（4）10 年以下。

7. 您对公立医院公益性评价指标的熟悉程度：（1）很熟悉；（2）熟悉；（3）一般；（4）不熟悉；（5）很不熟悉。

8. 工作单位：

9. 联系电话：　　　　　　　　邮箱：

二　公立医院公益性评价指标体系

1. 请各位专家对已经选中的指标在公立医院公益性评价指标体系中的重要性进行判断，将判断结果以分值的形式填写在每项指标后的相应空格处，5 分为很重要，4 分为较重要，3 分为一般重要，2 分为较不重要，1 分为不重要。

2. 如果您认为有可以较好反映公立医院公益性而表中没有列出的指标，请在指标的空白处填补。

对您的合作表示衷心的感谢！

表 4 - 2　　　　　　　　公立医院公益性评价备选指标调查表

一级指标	二级指标	重要性评分				
		5	4	3	2	1
医疗服务质量 X1	治愈率 X_{11}					
	甲级病历率 X_{12}					
	基础护理合格情况 X_{13}					

续表

一级指标	二级指标	重要性评分				
		5	4	3	2	1
医疗服务质量 X1	危重病人抢救成功率 X_{14}					
	处方合格率 X_{15}					
	院内感染率 X_{16}					
	恶性肿瘤术前与术后病理诊断符合率 X_{17}					
	手术冰冻与石蜡诊断符合率 X_{18}					
	Ⅰ类切口甲级愈合率 X_{19}					
	★需要增加的指标					
	★需要删减的指标					
医疗服务效率 X2	年均住院人数 X_{21}					
	病床使用率 X_{22}					
	病床周转次数 X_{23}					
	平均住院日 X_{24}					
	医生人均每日负担住院床数 X_{25}					
	手术人数占出院人数比例 X_{26}					
	双向转诊实施情况 X_{27}					
	岗位绩效工资实施情况 X_{28}					
	窗口等候时间 X_{29}					
	检验报告时限符合率 X_{110}					
	急诊留观时间 X_{111}					
	急会诊时间 X_{112}					
	★需要增加的指标					
	★需要删减的指标					
医疗服务费用 X3	出院患者人均费用 X_{31}					
	门诊人次人均费用 X_{32}					
	药品收入占业务收入的比例 X_{33}					
	每床日平均费用 X_{34}					
	平均门诊检查费用 X_{35}					
	平均住院检查费用 X_{36}					
	基本药物使用率 X_{37}					
	规范检查率 X_{38}					
	★需要增加的指标					
	★需要删减的指标					

续表

一级指标	二级指标	重要性评分				
		5	4	3	2	1
社会医疗服务 X_4	医院组织义诊次数 X_{41}					
	医院主治及以上医师下乡人次 X_{42}					
	免费接收下级医院医师占辖区下的医院医师比例 X_{43}					
	上级媒体正面报道次数 X_{44}					
	年为贫困人口减免医疗费用 X_{45}					
	参与处置突发公共卫生事件 X_{46}					
	对口帮扶基层医疗机构成效 X_{47}					
	参加并自发完成各级卫生行政部门制定的应急卫生活动 X_{48}					
	惠民措施实施情况 X_{49}					
	收治无钱但需急救的病人情况 X_{410}					
	健康教育开展情况 X_{411}					
	★需要增加的指标					
	★需要删减的指标					
满意度 X_5	患者满意度 X_{51}					
	医务人员满意度 X_{52}					
	患者忠诚度 X_{53}					
	社会满意度 X_{54}					
	★需要增加的指标					
	★需要删减的指标					

三 您对以上公立医院公益性评价指标有何建议和意见？

公立医院公益性评价备选指标调查 专家咨询
（第三轮）

尊敬的专家：

您好！

在您的大力支持下，第三轮的专家调查已顺利完成。在此，对您付出的辛勤劳动表示衷心的感谢！

　　本研究拟从医疗服务质量、医疗服务效率、医疗服务费用、社会医疗服务和满意度五个层面选取关键的公立医院公益性评价指标，参与评价的专家普遍认为前两轮的结果是可靠的，经过统计分析总结各位专家的意见及建议，对相应指标进行了增减，本次主要修改内容如下：根据第二轮专家意见征询，在医疗质量影响因素中删减了治愈率及院内感染率两项指标，增设大型设备运行完好率、大型设备检查阳性率及抗菌药物使用率三项指标，并将基础护理合格情况替换为优质护理病房覆盖率；在医疗服务效率方面删减了年均住院人数、病床使用率、医生人均每日负担住院床数、手术人数占出院人数比例及岗位绩效工资实施情况五项指标，增设择期手术术前平均住院日、临床路径完成率两项指标，并将双向转诊情况纳入到社会医疗服务指标中；在医疗服务费用方面，删减了每床平均费用、平均门诊检查费用及规范检查率三项指标；在社会医疗服务方面，保留了对口帮扶基层医疗机构成效、惠民措施实施情况等指标，删减了医院组织义诊次数、医院主治及以上医师下乡人次、免费接收下级医院医师占辖区下的医院医师比例、上级媒体正面报道次数、年为贫困人口减免医疗费用、参与处置突发公共卫生事件、健康教育开展情况七项指标，增设特需门诊量占总门诊量比例、住院特需床位占开放床位比例三项指标；满意度方面，删减了患者的忠诚度指标。

　　本次为第三次征求各位专家意见，欢迎各位对此项研究再一次提出宝贵的意见和建议，谢谢！

表 4 – 3　　　　　　　　　公立医院公益性评价备选指标调查表

一级指标	二级指标	重要性评分				
		5	4	3	2	1
医疗服务质量 X1	甲级病历率 X_{11}					
	处方合格率 X_{12}					
	抗菌药物使用率 X_{13}					
	急危重病人抢救成功率 X_{14}					
	恶性肿瘤术前与术后病理诊断符合率 X_{15}					
	手术冰冻与石蜡诊断符合率 X_{16}					
	Ⅰ类切口甲级愈合率 X_{17}					
	优质护理病房覆盖率 X_{18}					

一级指标	二级指标	重要性评分				
		5	4	3	2	1
医疗服务质量 X1	大型设备运行完好率 X_{19}					
	大型设备检查阳性率 X_{110}					
	★需要增加的指标					
	★需要删减的指标					
医疗服务效率 X2	平均住院日 X_{21}					
	床位周转次数 X_{22}					
	择期手术术前平均住院日 X_{23}					
	临床路径病种完成率 X_{24}					
	检验报告时限符合率 X_{25}					
	服务窗口等候时间 X_{26}					
	急诊留观时间 X_{27}					
	急会诊时间 X_{28}					
	★需要增加的指标					
	★需要删减的指标					
医疗服务费用 X3	住院次均费用 X_{31}					
	门诊次均费用 X_{32}					
	药品收入占业务收入的比例 X_{33}					
	基本药物使用率 X_{34}					
	★需要增加的指标					
	★需要删减的指标					
社会医疗服务 X_4	对口支援基层医疗机构成效 X_{41}					
	参加并自发完成各级卫生行政部门制定的应急卫生活动 X_{42}					
	特需门诊量占总门诊量比例 X_{43}					
	住院特需床位数占开放床位数比例 X_{44}					
	年为贫困人口减免医疗费用 X_{45}					
	惠民措施实施情况 X_{46}					
	★需要增加的指标					
	★需要删减的指标					
满意度 X5	患者满意度 X_{51}					
	医务人员满意度 X_{52}					
	社会满意度 X_{53}					
	★需要增加的指标					
	★需要删减的指标					

公立医院公益性评价指标体系是由若干个与公立医院公益性发展水平密切相关的相互联系、相互补充、相互影响的指标组成的系统。在参阅文献资料和广泛调研的基础上，严格遵循科学合理性、可操作性、具有代表

性、客观动态性原则，以促进公立医院公益性回归为目标，且公立医院等级基本指标（例如医疗器械消毒灭菌合格率、医疗核心制度执行率、患者知情同意告知制度执行率及法定传染病报告率等评价指标）全部达到了标准要求。依据我国医疗卫生管理方针、政策和文件精神，参照国家卫生计生委制定的二、三级综合医院评审标准和"三好一满意"要求，结合我国公立医院公益性评价的实际需要和公立医院的内涵共性，综合考虑医院管理领域专家学者提出的对策建议，通过专家讨论、专家咨询等方式，拟定出医院公益性评价指标体系的初步框架。

按照由高到低、从大到小的原则，公立医院公益性评价指标体系可以分为三个层面，即目标层、要素层和变量层。其中，目标层（总目标）仅设置1个指标（公立医院公益性评价指标体系 X），要素层（一级指标）共设置5个指标，包括医疗服务质量、医疗服务效率、医疗服务费用、社会医疗服务和满意度；变量层（二级指标）共设置31个指标。1个总目标、5个要素指标和31个变量指标相辅相成，共同构成了公立医院公益性综合评价的指标体系（如表4-4所示）。

表4-4　　　　　　　　公立医院公益性评价指标体系

总目标	一级指标	二级指标	一级指标	二级指标
公立医院公益性评价指标体系 X	医疗服务质量 X_1	甲级病历率 X_{11}	医疗服务费用 X_3	住院次均费用 X_{31}
		处方合格率 X_{12}		门诊次均费用 X_{32}
		抗菌药物使用强度 X_{13}		药品收入占业务收入的比例 X_{33}
		急危重病人抢救成功率 X_{14}		基本药物使用率 X_{34}
		恶性肿瘤术前与术后病理诊断符合率 X_{15}	社会医疗服务 X_4	对口支援基层医疗机构成效 X_{41}
		手术冰冻与石蜡诊断符合率 X_{16}		参加并自发完成各级卫生行政部门制定的应急卫生活动 X_{42}
		Ⅰ类切口甲级愈合率 X_{17}		特需门诊量占总门诊量比例 X_{43}
		优质护理病房覆盖率 X_{18}		住院特需床位数占开放床位数比例 X_{44}
		大设备运行完好率 X_{19}		惠民措施实施情况 X_{45}
		大型设备检查阳性率 X_{110}		双向转诊实施情况 X_{46}
	医疗服务效率 X_2	平均住院日 X_{21}	满意度 X_5	患者满意度 X_{51}
		床位周转次数 X_{22}		医务人员满意度 X_{52}
		择期手术术前平均住院日 X_{23}		社会满意度 X_{53}
		临床路径病种完成率 X_{24}		
		检验报告时限符合率 X_{25}		
		服务窗口等候时间 X_{26}		
		急诊留观时间 X_{27}		
		急会诊时间 X_{28}		

（二）各级指标内涵及选取依据

1. 医疗服务质量

医疗质量是医疗行业的生命线和永恒主题，医疗服务质量是衡量医疗卫生服务水平的最根本标准，直接影响患者的生命安全和身心健康，是医院管理的核心内容，同时也是改进医疗服务水平、落实医疗惠民政策及体现公立医院公益性的基础和前提，可以将公立医院向患者提供高质量的医疗服务纳入公立医院公益性范畴，并作为评价公立医院公益性的首要指标。

本书具体选取了甲级病历率、优质护理病房覆盖率、法定传染病报告率、设备运行完好率等10项二级指标来评价公立医院医疗服务质量（如表4－5所示）。

表4－5　　　　　　　　　医疗服务质量评价指标内容

一级指标	二级指标
医疗服务质量	甲级病历率 X_{11}
	处方合格率 X_{12}
	抗菌药物使用强度 X_{13}
	急危重病人抢救成功率 X_{14}
	恶性肿瘤术前与术后病理诊断符合率 X_{15}
	手术冰冻与石蜡诊断符合率 X_{16}
	Ⅰ类切口甲级愈合率 X_{17}
	优质护理病房覆盖率 X_{18}
	大型设备运行完好率 X_{19}
	大型设备检查阳性率 X_{110}

（1）甲级病历率：病历书写质量能够真实地反映一所医院的管理水平、医疗质量、技术水平，也能反映医护人员的技术水平、工作态度和责任心，同时更是医疗核心制度的真实体现，是评价医疗质量的首要指标。

（2）处方合格率：处方合格率是处方点评的重要内容，可直接反映医院提供医疗服务时检查和用药的规范性。

（3）抗菌药物使用强度：抗菌药物滥用不仅浪费国家的药物资源，加重患者的经济负担，最终将严重威胁人类的健康和生活。规范抗菌药物使用，保障医疗质量和医疗安全，从而最大限度保证患者的健康迫在眉睫。抗菌药物使用强度（Antibiotics Use Density，AUD）以平均每日每百张床位所消耗抗菌药物的 DDD 数（即 DDD/100 人天）表示，其值＝（DDDs/用药总人天数）×100，可以测算住院人群暴露于抗菌药物的广度、强度。

（4）急危重病人抢救成功率：急危重症病人的抢救成功率，与医院的急诊急救速度、技术、设备、人员水平密切相关，是医院医疗质量的集中综合体现。

（5）恶性肿瘤术前与术后病理诊断符合率：术前与术后病理诊断符合率可直接反映外科医生的诊断治疗水平，是医疗质量的重要方面。

（6）手术冰冻与石蜡诊断符合率：病理诊断是为外科提供精确诊断的必要手段，病理诊断质量直接影响手术质量。

（7）Ⅰ类切口甲级愈合率：切口的愈合情况直接反映外科医生的手术水平和医院为手术所提供的安全保障到位情况，是体现医院外科手术质量的一项重要指标。

（8）优质护理病房覆盖率：优质护理服务是以患者为中心，强化基础护理，全面落实护理责任制，深化护理专业内涵，整体提升护理水平。优质护理服务的内涵既要满足患者基本生活需要，保证患者的安全，还要保持患者躯体的舒适，协助平衡患者的心理，取得患者家庭和社会的协调和支持，用优质护理的质量来提升患者和社会的满意度。医院优质护理病房覆盖率越高，其护理方面公益性水平越高。

（9）大型设备运行完好率：大型设备运行完好率反映提供医疗服务的及时性，为病人能够得到及时诊断、及时救治提供保障。

（10）大型设备检查阳性率：大型设备检查阳性率反映了检查合理性。提高大型设备检查阳性率是减少乱开单、乱检查、过度检查的现象，减轻医保基金和患者经济负担。

这十项指标，可以从医疗、护理、院感、设备等多角度反映医院的内科、外科、急诊、医技等多方面的质量与安全管理水平。而质量与安全管理是医院管理的重中之重，更是医院公益性评价的重要内容。

2. 医疗服务效率

医疗服务效率和医院公益性在老百姓身上的体现是"看得快、查得快、好得快"。在保障医疗质量的基础上，医院服务效率的提升可以减少不必要的医疗资源消耗，减轻患者的经济负担，给人民群众提供一个良好的就医环境，解决群众"看病难"的问题。因此，提高医疗效率成为提升公立医院公益性的必要途径。

提高医疗服务效率主要从住院、临床及适当提高床位周转次数，缩短患者的平均住院天数和择期手术术前平均住院日，提高临床路径病种完成率和检验报告时限符合率，缩短挂号、收费、划价、取药等服务窗口的等候时间，保证急诊留观时间和急会诊时间等八个指标来实现（如表 4 – 6所示）。

表 4 – 6　　　　　　　　医疗服务效率评价指标内容

一级指标	二级指标
医疗服务效率	平均住院日 X_{21}
	床位周转次数 X_{22}
	择期手术术前平均住院日 X_{23}
	临床路径病种完成率 X_{24}
	检验报告时限符合率 X_{25}
	服务窗口等候时间 X_{26}
	急诊留观时间 X_{27}
	急会诊时间 X_{28}

（1）平均住院日：平均住院日是指一定时期内每一位出院患者平均住院时间的长短，是一项评价医院资源利用效率、医疗质量及管理技术的综合性指标。住院日指标的有效控制，不仅有利于充分利用医疗资源，还能够降低患者负担；同时，帮助医院在不降低诊疗效果和服务质量的情况下，带来经济和社会效益。

（2）床位周转次数：床位周转次数是指在一定时期内每张床位的病人出院人数。其计算公式为：床位周转次数 = 出院人数/平均开放床位数。一般来讲，床位周转次数越高，其医疗质量也越好，能够得到患者的认可。提高床位周转次数，也是解决群众看病难、住院难的一大手段。

（3）择期手术术前平均住院日：择期手术术前住院日是平均住院日的一个重要组成部分，从侧面在一定程度上反映了医院医疗、护理、医技力量，衡量医院外科系统临床科室工作效率的重要指标。合理控制术前平均住院日，能够提高医院整体的工作效率和医疗服务质量，降低患者的经济负担，提高患者就诊满意度，从而提高了医院的社会效益和经济效益。

（4）临床路径病种完成率：临床路径是对特定病种的患者由医务人员及其他有关人员，按照优化和既定的方案对其进行诊断、治疗、护理、康复等服务的一种诊疗模式。根据医院实际发展情况提高临床路径病种完成率是目前公立医院深化医药卫生体制改革重要工作之一。通过实施临床路径管理，推动病种规范化治疗和单病种费用控制，切实规范医疗行为，缩短平均住院时间，落实合理检查、合理治疗与合理用药，有效降低医疗成本。

（5）检验报告时限符合率：检验报告时限符合率为评价医疗服务效率的正向指标。在实际工作中，必须要保证检验报告的准确性、全面性和时效性。在保证医疗服务质量的前提下，提高医疗服务效率，缩短病人等候时间，为病人及时治疗提供及时可靠的依据。

（6）服务窗口等候时间：公立医院服务窗口等候时间反映了医疗布局和流程的优劣。缩短服务窗口等候时间，是为门诊病人提供优质高效服务措施的重要手段。

（7）急诊留观时间：急诊留观时间可反映医院急诊工作水平，急诊病人能够得到正确分诊、正确就诊，及时得到有效救治，是医院急诊工作重要效率指标。

（8）急会诊时间：当病人病情不稳定、治疗不确定的情况下，采取急会诊方式，以取得相关专业人员的帮助，解决病人燃眉之急。公立医院要限定急会诊时间，提高急会诊效率，保障病人得到有效救治。

门诊、住院和急诊是患者就诊的三种主要方式，以上八项服务效率指标，即从门诊、住院和急诊三个角度评价医院服务效率，是公立医院公益性效率评价的重要指标。

3. 医疗服务费用

由多种原因造成的"看病贵"是人民群众反映最强烈的问题之一。设立医疗服务费用指标是公立医院看病"花费少"所表达的公益性要求。

社会和个人负担过重，医院社会效益就会下降。而医疗费用过低，则使医院补偿不足，影响医院的可持续发展，并最终降低医院医疗服务提供能力，降低医院社会效益。因此必须设立一系列合适的控制医疗费用指标，列入公立医院公益性评价内容，主要包括药品收入占业务收入的比例、住院次均费用和门诊次均费用及基本药物使用率四个方面（如表4－7所示）。

表 4 - 7　　　　　　　　　医疗服务费用评价指标内容

一级指标	二级指标
医疗服务费用	住院次均费用 X_{31}
	门诊次均费用 X_{32}
	药品收入占业务收入的比例 X_{33}
	基本药物使用率 X_{34}

（1）住院次均费用和门诊次均费用：医疗服务收费标准既要考虑到群众的承受能力，也应当体现医务人员的技术和劳务价值。以平均医疗费用（住院次均费用和门诊次均费用）水平来体现，低廉的医疗费用可以提高医疗服务的可及性，是医院公益性最根本的表现。

由于各级公立医院专业特色不同、区域医疗服务价差较大，统一的标准不能体现控制的要求。因此以当地卫生行政部门制定的地方标准为准，实施区域性的评价。

（2）药品收入占业务收入的比例：药品收入占业务收入比例过大导致存在"医药养医"现象，加重了患者的经济负担，不利于公益性的体现，为负向指标。

（3）基本药物使用率：基本药物是指适应基本医疗卫生需求、剂型适宜、价格合理、能够保障供应、公众可公平获得的药品。基本药物使用率指的是基本药物使用金额占药品总使用金额的比率。目前高药价是导致患者看病贵的主要原因之一。控制和提高基本药物使用率可以间接反映医院降低医药费用，是公立医院提供医疗服务时公益性的重要体现。

4. 社会医疗服务

公立医院通过积极开展和参与各项社会医疗服务，拓展了其公益性外延，使其公益性"由院内延伸到院外"，不仅能较好地体现其自身的公益性，而且对医疗卫生行业的健康发展、维护社会和谐起到一定的促进作用，还可以增进公众对其认同。

对公立医院参加社会医疗公益性进行量化评价，一般应该以公立医院对口支援基层医疗机构成效、参与并自觉完成各级卫生行政部门制定的应急卫生活动、适当控制特需门诊总量占总门诊数量比例和住院特需床位数占开放床位数比例、惠民措施实施情况、双向转诊实施情况为重点（如表 4 - 8 所示）。

表4-8　　　　　　　　　　　社会医疗服务评价指标内容

一级指标	二级指标
社会医疗服务	对口支援基层医疗机构成效 X_{41}
	参加并完成各级卫生行政各部门制定的应急卫生活动 X_{42}
	特需门诊量占总门诊量比例 X_{43}
	住院特需床位数占开放床位数比例 X_{44}
	惠民措施实施情况 X_{45}
	双向转诊实施情况 X_{46}

（1）对口支援基层医疗机构成效：目前，我国的大部分社区卫生服务机构、乡镇卫生院等这一类基层医疗机构存在着服务能力不足的缺陷，三级医院应该主动搞好城乡医院之间的广泛协作，指导帮扶基层医疗卫生机构提升医疗服务能力和水平。

（2）参与并自觉完成各级卫生行政各部门制定的应急卫生活动：公立医院要积极承担突发公共事务和重大灾害性事故的紧急救助这一任务，完成公立医院的社会责任。

（3）特需门诊量占总门诊量比例和住院特需床位数占开放床位数比例：特需门诊量占总门诊量比例和住院特需床位数占开放床位数比例这两个指标反映了医院特需医疗与基本医疗之间的比例。提供医疗服务的可及性是公立医院公益性最基本的特征之一，让人民群众能享受到最基本的均等化的医疗服务是新医改的根本出发点。医院开设的特需服务占用了部分基本服务的公共医疗资源，不仅大幅度增加了诊疗费用，而且使少数人掠夺了多数人的公共医疗资源。

（4）双向转诊实施情况：目前，我国"看病难、看病贵"的问题依然突出，其中一个重要的原因在于大多数患者选择集中在少数大医院就诊，导致社区卫生资源无法得到充分利用，城市卫生资源配置不合理。因此必须大力实施社区卫生机构和大医院之间的双向转诊政策，最大限度发挥有限医疗资源的效力。

5. 满意度

满意度是办院宗旨是否实现的"晴雨表"。患者的满意度体现了患者生命价值和幸福受到尊重的程度，职工满意体现了医院职工的向心力强弱及职业幸福指数，社会满意度体现了公立医院的社会价值大小。所以本研究从患者满意度、医务人员满意度及社会满意度三个方面来评价公立医院的满意度（如表4－9所示）。

表4－9 满意度评价指标内容

一级指标	二级指标
满意度	患者满意度 X_{51}
	医务人员满意度 X_{52}
	社会满意度 X_{53}

（1）患者的满意度：患者作为医疗服务的需方，直接感受医疗机构的服务质量及服务水平，从患者角度展开对其进行公益性的相关评价，将对确定公立医院公益性水平有重要的参考价值。通过制定"公立医院门诊、住院患者满意度调查问卷"开展相应的调查，从医疗服务的需方角度评价公立医院公益性水平，并分析总结其中的重要影响因素，从而促使患者满意度的提高。满足患者的需求，让患者感到满意，这是医院所有工作的根本目的。患者满意度的测评，分为就诊的环境、医疗的技术水平、医护人员服务的态度、服务的详细流程等不同方面。

（2）医务人员满意度：医院医务人员满意度不仅是职工爱岗敬业、职工向心力表现的晴雨表，而且是提高患者满意度的保证和基础。医院内部医务人员满意度的评价指标包括管理的科学性、工作岗位的环境、员工的实际待遇、员工自身发展及其实现程度等几个事关员工幸福感的重要方面。

（3）社会满意度：社会满意度是公立医院除患者、职工以外的利益相关者对医院行为和发展的满意程度，包括意见、建议等。

该评价指标体系涵盖了公立医院公益性评价指标总体架构的主要内容且较容易获取和计量，能够较好地反映我国目前公立医院的公益性水平，不仅为科学评价公立医院公益性提供了较为完备的基础，同时为政府主导的公立医院向公益性回归、评价考核公立医院的公益性展现水平、保障公立医院健康稳定发展提供了可借鉴的依据。

需要说明的是，本研究在指标体系设计时，侧重考虑我国卫生行政部门对二、三级医院的要求和人民群众对公立医院公益行为的期盼。该指标体系和以此设计的公益性评价模型都是一个开放的系统，可随国家卫生政策的调整而持续改进，增减相应的评价指标。

四 评价值域范围的划定

公立医院公益性评价指标体系由一系列反映公立医院公益活动状态和

结果的定性指标和定量指标构成。其中，医疗服务质量、医疗服务效率、医疗服务费用及满意度中所涉及的二级评价指标均为定量指标。社会医疗服务中所涉及的二级评价指标为定性指标。考虑到定性指标难以通过量化的数据测量，如惠民措施、双向转诊和临床路径实施情况等定性指标，研究时采用专家讨论打分的方法使其转化为定量指标，在这一计分方法中，三级医院公益性评价指标评价最低分为 2 分，最高分为 10 分，二级医院公益性评价指标评价最低分为 1 分，分值最高是 9 分，这就使得该指标体系中定性指标值范围变成 [2，10] 和 [1，9]。本书将公立医院公益性综合评价指标体系中的比率定量指标值域范围设定为 [0，100%]，其他定量指标按实际数据进行计量（见表 4 - 10）。

表 4 - 10　　公立医院公益性综合评价指标体系及其值域范围

指标分类	具体指标	值域范围	指标分类	具体指标	值域范围
医疗服务质量 X_1	甲级病历率 X_{11}	[0，100%]	医疗服务效率 X_2	检验报告时限符合率 X_{25}	[0，100%]
	处方合格率 X_{12}			服务窗口等候时间 X_{26}	
	抗菌药物使用强度 X_{13}			急诊留观时间 X_{27}	
	急危重病人抢救成功率 X_{14}	[0，100%]		急会诊时间 X_{28}	
	恶性肿瘤术前与术后病理诊断符合率 X_{15}	[0，100%]	医疗服务费用 X_3	住院次均费用 X_{31}	
				门诊次均费用 X_{32}	
	手术冰冻与石蜡诊断符合率 X_{16}	[0，100%]		药品收入占业务收入的比例 X_{33}	[0，100%]
	Ⅰ类切口甲级愈合率 X_{17}	[0，100%]		基本药物使用率 X_{34}	[0，100%]
	优质护理病房覆盖率 X_{18}	[0，100%]	社会医疗服务 X_4	对口支援基层医疗机构成效 X_{41}	[2，10] [1，9]
	大型设备运行完好率 X_{19}	[0，100%]		参加并自发完成各级卫生行政各部门制定的应急卫生活动 X_{42}	[2，10] [1，9]
	大型设备检查阳性率 X_{110}	[0，100%]		特需门诊量占总门诊量比例 X_{43}	[2，10] [1，9]
医疗服务效率 X_2	平均住院日 X_{21}			住院特需床位数占开放床位数比例 X_{44}	[1，9] [2，10]
	床位周转次数 X_{22}			惠民措施实施情况 X_{45}	[2，10] [1，9]
	择期手术术前平均住院日 X_{23}			双向转诊实施情况 X_{46}	[2，10] [1，9]
	临床路径病种完成率 X_{24}	[0，100%]	满意度 X_5	患者满意度 X_{51}	[0，100%]
				医务人员满意度 X_{52}	[0，100%]
				社会满意度 X_{53}	[0，100%]

第四节　公立医院公益性评价指标
体系评价等级的划分

为了明确地评价公立医院的公益性实现程度，需要对公立医院的公益性评价等级进行划分。评价结果改为公立医院公益性等级，这主要是根据公立医院现状综合评价得到的公益性评价值。

一　公立医院公益性等级划分

参照行业等级划分习惯的方法，并将之与我国公立医院的实际情况相结合，本书认为可以根据考核评价的结果将公立医院公益性划分成五个等级，即 I 级、II 级、III 级、IV 级、V 级。I 级医院为公立医院公益性水平优秀医院；II 级医院为良好医院，该公立医院公益性水平良好；III 级医院为一般医院，公立医院公益性水平一般；IV 级为较差医院，公立医院公益性水平相对较差，需要寻求有效措施进行进一步改善和提升；V 级医院为差医院，公立医院公益性几乎没有体现，急需要改进。

根据此标准，运用置信度识别准则对评价样本数据进行评级，以便于运用未确知测度理论构建评价模型时作对比分析。

二　分级指标公益性等级划分（以二、三级综合医院为例）

按照卫生行政部门对等级综合公立医院考核评审的有关指标规定，依据对中国卫生统计年鉴（2013）等参考文献中有关指标的归纳梳理，并结合我国等级综合医院的实际运行情况，将影响公立医院公益性的五项二级评价指标也按五个等级进行了划分。因公立医院回归公益性重点在三级、二级医院，且国家卫生行政部门对一级医院评审标准和细则尚未出台，所以本研究先对三级、二级公立医院公益性评价指标等级进行了划分（见表 4 – 11 至表 4 – 15）。

在公立医院公益性评价指标体系中，社会医疗服务中的各分项指标均为定性指标，选取其中的双向转诊实施情况评价指标作为代表性指标来划分公立医院公益性定性指标评价等级。

（一）医疗服务质量指标评价等级划分
将医疗服务质量指标所包含的甲级病历率、处方合格率、抗菌药物使用强度等 10 项指标因素划分等级并归纳如表 4 – 11 所示。

表 4 – 11　　　　　　　　　　医疗质量指标评价等级划分表

评价指标	医院类别	评价等级				
		优秀 C_1	良好 C_2	一般 C_3	较差 C_4	差 C_5
甲级病历率 X_{11}	三级医院	[94%,100%]	[92%,94%)	[90%,92%)	[88%,90%)	[0,88%)
	二级医院	[94%,100%]	[92%,94%)	[90%,92%)	[88%,90%)	[0,88%)
处方合格率 X_{12}	三级医院	[98%,100%]	[95%,98%)	[90%,95%)	[86%,90%)	[0,86%)
	二级医院	[98%,100%]	[95%,98%)	[90%,95%)	[86%,90%)	[0,86%)
抗菌药物使用强度 X_{13}	三级医院	≤30	(30,35]	(35,40]	(40,45]	>45
	二级医院	≤30	(30,35]	(35,40]	(40,45]	>45
急危重病人抢救成功率 X_{14}	三级医院	[90%,100%]	[85%,90%)	[80%,85%)	[75%,80%)	[0,75%)
	二级医院	[85%,100%]	[80%,85%)	[75%,80%)	[70%,75%)	[0,70%)
恶性肿瘤患者术前与术后诊断符合率 X_{15}	三级医院	[98%,100%]	[95%,98%)	[90%,95%)	[85%,90%)	[0,85%)
	二级医院	[95%,100%]	[90%,95%)	[85%,90%)	[80%,85%)	[0,80%)
手术冰冻与石蜡诊断符合率 X_{16}	三级医院	[92%,100%]	[88%,92%)	[85%,88%)	[80%,85%)	[0,80%)
	二级医院	[88%,100%]	[85%,88%)	[80%,85%)	[80%,75%)	[0,75%)
I 类切口甲级愈合率 X_{17}	三级医院	[99%,100%]	[97%,99%)	[95%,97%)	[92%,95%)	[0,92%)
	二级医院	[99%,100%]	[97%,99%)	[95%,97%)	[92%,95%)	[0,92%)
优质护理病房覆盖率 X_{18}	三级医院	[80%,100%]	[60%,80%)	[50%,60%)	[45%,50%)	[0,45%)
	二级医院	[60%,100%]	[50%,60%)	[45%,50%)	[40%,45%)	[0,40%)
大型设备运行完好率 X_{19}	三级医院	[99%,100%]	[96%,99%)	[93%,96%)	[90%,93%)	[0,90%)
	二级医院	[96%,100%]	[93%,96%)	[90%,93%)	[87%,90%)	[0,87%)
大型设备检查阳性率 X_{110}	三级医院	[75%,100%]	[65%,75%)	[60%,65%)	[55%,60%)	[0,55%)
	二级医院	[65%,100%]	[60%,65%)	[55%,60%)	[50%,55%)	[0,50%)

（二）医疗服务效率指标评价等级划分

将医疗服务效率因素所包含的平均住院日、床位周转次数、择期手术前平均住院日及临床路径病种完成率等 8 项指标因素划分等级并归纳如表 4 – 12 所示。

表 4 – 12 医疗服务效率指标评价等级划分表

评价指标	医院类别	评价等级				
		优秀 C_1	良好 C_2	一般 C_3	较差 C_4	差 C_5
平均住院日 X_{21}	三级医院	≤10	(10,11]	(11,12]	(12,15]	>15
	二级医院	≤11	(11,12]	(12,13]	(13,16]	>16
床位周转次数 X_{22}	三级医院	>24	(20,24]	(19,20]	(16,19]	≤16
	二级医院	>20	(19,20]	(16,19]	(13,16]	≤13
择期手术术前平均住院日 X_{23}	三级医院	≤1	(1,2]	(2,3]	(3,4]	>4
	二级医院	≤1	(1,2]	(2,3]	(3,4]	>4
临床路径病种完成率 X_{24}	三级医院	[80%,100%]	[70%,80%)	[60%,70%)	[50%,60%)	[0,50%)
	二级医院	[70%,100%]	[60%,70%)	[50%,60%)	[40%,50%)	[0,40%)
检验报告时限符合率 X_{25}	三级医院	[98%,100%]	[95%,98%)	[90%,95%)	[85%,90%)	[0,85%)
	二级医院	[96%,100%]	[94%,96%)	[92%,94%)	[92%,89%)	[0,89%)
服务窗口等候时间 X_{26}	三级医院	≤5	(5,8)	(8,12]	(12,18]	>18
	二级医院	≤3	(3,5)	(5,8]	(8,10]	>10
急诊留观时间 X_{27}	三级医院	≤24	(24,48]	(48,72]	(72,96]	>96
	二级医院	≤24	(24,48]	(48,72]	(72,96]	>96
急会诊时间 X_{28}	三级医院	≤8	(8,9]	(9,10]	(10,15]	>15
	二级医院	≤9	(9,10]	(10,15]	(15,18]	>18

(三) 医疗费用指标评价等级划分

将医疗费用所包含的住院次均费用、门诊次均费用、药品收入占业务收入的比例以及基本药物使用率 4 项指标因素划分等级并归纳如表 4 – 13 所示。

表 4 – 13 医疗服务费用指标评价等级划分表

评价指标	医院类别	评价等级				
		优秀 C_1	良好 C_2	一般 C_3	较差 C_4	差 C_5
住院次均费用 X_{31}	三级医院	≤3000	(3000,5600]	(5600,8000]	(8000,10000]	X_{32} >10000
	二级医院	≤2000	(2000,3000]	(3000,4000]	(4000,5000]	>5000
门诊次均费用 X_{32}	三级医院	≤100	(100,160]	(160,200]	(200,260]	>260
	二级医院	≤60	(60,100]	(100,120]	(120,150]	>150
药品收入占业务收入比例 X_{33}	三级医院	[0,40%)	[40%,44%)	[44%,46%)	[46%,50%)	[50%,100%]
	二级医院	[0,40%)	[40%,44%)	[44%,46%)	[46%,50%)	[50%,100%]

续表

评价指标	医院类别	评价等级				
		优秀 C_1	良好 C_2	一般 C_3	较差 C_4	差 C_5
基本药物使用率 X_{34}	三级医院	$[35\%,100\%]$	$[30\%,35\%)$	$[25\%,30\%)$	$[20\%,25\%)$	$[0,20\%)$
	二级医院	$[70\%,100\%]$	$[60\%,70\%)$	$[50\%,60\%)$	$[40\%,50\%)$	$[0,40\%)$

注：住院、门诊次均费用指标参照《2013年中国卫生统计年鉴》中的河北省2012年医院门诊和出院病人人均医药费用统计水平。其他省份公立医院公益性评价时可参照当地水平适当调整次均费用标准。

（四）社会医疗服务指标评价等级划分

积极参加社会医疗服务活动是作为公立医院所必须承担的一项职责。因社会医疗服务所包含的对口支援基层医疗机构成效、参加并自发完成各级卫生行政部门制定的应急卫生活动、特需门诊量占总门诊量比例等6项指标均为定性指标，划分等级及划分标准是一致的，所以选取其中的双向转诊实施情况作为代表性指标进行等级划分如表4-14所示。

表4-14　　社会医疗服务（定性评价）指标评价等级划分表

评价指标	医院类别	评价等级				
		优秀 C_1	良好 C_2	一般 C_3	较差 C_4	差 C_5
双向转诊实施情况	三级医院	10	8	6	4	2
	二级医院	9	7	5	3	1

（五）满意度指标评价等级划分

满意度是人们对公立医院服务过程中展示的公益性的主观感受及评价。将满意度因素所包含患者满意度、医务人员满意度及社会满意度3项指标因素划分等级并归纳如表4-15所示。

表4-15　　　　　　　满意度指标评价等级划分表

评价指标	医院类别	评价等级				
		优秀 C1	良好 C2	一般 C3	较差 C4	差 C5
患者满意度 X_{51}	三级医院	$[95\%,100\%]$	$[90\%,95\%)$	$[85\%,90\%)$	$[80\%,85\%)$	$[0,80\%)$
	二级医院	$[90\%,100\%]$	$[85\%,90\%)$	$[80\%,85\%)$	$[75\%,80\%)$	$[0,75\%)$
医务人员满意度 X_{52}	三级医院	$[85\%,100\%]$	$[80\%,85\%)$	$[75\%,80\%)$	$[70\%,75\%)$	$[0,70\%)$
	二级医院	$[80\%,100\%]$	$[75\%,80\%)$	$[70\%,75\%)$	$[65\%,70\%)$	$[0,65\%)$
社会满意度 X_{53}	三级医院	$[95\%,100\%]$	$[85\%,95\%)$	$[75\%,85\%)$	$[65\%,75\%)$	$[0,65\%)$
	二级医院	$[95\%,100\%]$	$[85\%,95\%)$	$[75\%,85\%)$	$[65\%,75\%)$	$[0,65\%)$

第五章

基于未确知测度的公立医院
公益性评价模型研究

第一节 公立医院公益性评价方法简介

公立医院公益性评价属于多目标、多维度综合评价，目前研究中针对公立医院公益性评价方法主要有 TOPSIS 法、秩合比法及灰色关联分析法等。

一 各种评价方法简介

（一）TOPSIS 法

TOPSIS 法（Technique for Order Perfermence by Similarity to Ideal Solution）意为依据理想方案相似性的顺序优选技术，是指借用多目标决策问题的"理想解"与"负理想解"排序的方法，所以也称作逼近理想排序法。

此方法首先对收集的原始数据进行归一同趋化处理后，通过同一指标与最优指标的距离之比计算出体现同一指标间的接近度。其排序结果充分利用原始数据信息，能定量反映出不同评价目标的优劣程度，直观、可靠，对样本量、指标多少及数据具体分布情况也没有特殊要求和限制，因此较为实用，目前在工业经济效益、卫生决策、卫生事业管理等多个领域中都有广泛的应用。

（二）秩合比法

秩合比指的是行或者列秩次的平均值，是一个非参数统计量，具有 0—1 连续变量的特征，以非参数分析方法为基础，通过指标数和分组数作秩的交换，再运用参数分析的概念和方法研究秩的分布。在综合评价中，秩合比综合了多个评价指标的信息，表明多个评价指标的综合水平，其值大小反映了被评价对象间的相对优劣程度，其值越大说明评价对象的水平越高。秩合比法属于一种对变量的秩进行综合处理的评价方法，广泛应用于医疗卫生领域的多指标综合评价、统计预测预报、统计质量控制等各方面。

秩合比法主要思想是在一个 n 行 m 列矩阵中，通过秩转换，获得无量纲统计量的 RSR。在此基础上，运用参数统计分析的概念与方法，研究 RSR 的分布。以 RSR 值对评价对象的优劣直接排序或者分档排序或比较各组 RSR 的可信区间。该法的理论意义在于扩大了非参数统计的功能，并且揭示了近代非参数统计与古典参数统计的结合点，使两者相互补充。其优越性主要表现为综合能力强，可代替一些专用综合指数，也可以显示微小变化，而对离群值不敏感；局限性表现在指标值采用秩代换会损失一些信息，且难以恰如其分地给各个指标编秩。

（三）灰色关联分析法

是灰色理论提出的一种系统分析方法。灰色系统理论把一般系统论、信息论和控制论的观点延伸到社会、经济、生态、医学等抽象系统，结合相应的数学方法，发展为一套解决信息不完备系统的理论和方法。灰色关联分析法是将评价对象的各个影响因素之间发展趋势的相似或相异程度，即灰色关联度，作为衡量因素间关联程度的一种方法。

灰色关联分析法的基本思想是通过分析比较数列指标变化对参考列指标的影响来判别其关联度。灰色关联分析的数列可以是时间数列，可以是非时间数列（或称指标数列）；也可以根据评价指标对评价对象进行综合评价，也可以进行影响因素的分析，两者的区别在于参考列的选取。

（四）功效系数法

功效系数法（efficacy coefficient method）是用于综合评价及多目标决策的一种方法。该方法根据系统工程和运筹学中目标规划的原理，首先对各个评价指标分别确定一个满意值和不允许值；然后以满意值为上限，以不允许值为下限，计算各指标额满意程度，并转化为相应的评分——功效系数值；再求出各指标的加权几何平均数——总功效系数值，按其总功效系数值的大小对评价对象作出评估。总功效系数越大，说明评价对象的综合状况越好。

（五）层次分析法

层次分析法（Analytic Hierarchy Process，AHP）运用系统工程学的原

理，将评价总体目标进行分解，建立递阶层次结构；构造两两比较矩阵；由判断矩阵计算出各元素的相对权重；并计算出各层元素的组合权重；以最下层元素作为衡量目标达到程度的评价指标；计算出一个综合评分指数，对评价对象的总评价目标进行评价，依其大小来确定评价对象的优劣。

该方法能够使复杂的问题系统化、数学化和模型化，将以人的主观判断为主的定性指标量化，将各种评判要素之间的差异数值化。AHP适用于多目标、多层次、多指标的决策分析，是目前被广泛应用的综合评价方法，广泛应用于军事指挥、经济分析和计划、管理信息系统、卫生事业管理以及教育等多个领域。本研究采用层次分析法确定了公立医院公益性各个层级指标的相对权重。

二　不同评价方法的优缺点

TOPSIS方法可以通过对原始数据的同趋化和归一化处理，消除不同层级指标量纲的影响。对数据分布类型、样本含量没有特殊要求，计算简便，应用较为方便。但是此方法只能对评价对象之间进行排序，不能对各个评价对象进行合理分档评价；秩合比法不但可以根据RSR值的高低对评价对象进行排序，还可以对评价对象进行合理分档评价，但是由于RSR法计算采用各个指标的相对位置，对原始数据利用尚显不足；功效系数法对评价指标的选择没有较大限制，强相关联的指标也适用，并且该方法原理简单，易于理解，灵敏度高，可以充分反映各个评价对象之间的差距，但是理论上没有明确的满意值和不允许值，当难以确定满意值和不允许值或数据有极端值时，功效系数法的可操作性、稳定性等就不太理想。

因此，在对公立医院进行公益性评价时，可以根据一定的准则从基本评价方法中抽取若干方法，通过适当的评价模型，将各种基本方法综合成一种合适的评价方法，充分利用各种方法的有用评价信息，互相补充，使评价结论更加符合实际，以求更加全面、客观地对公立医院医疗机构的公益性进行评价。

本研究采用层次分析法和未确知测度理论相结合分方法建立了基于未确知测度理论的公立医院公益性综合评价模型，并且对一家三级甲等综合医院近三年的公益性水平进行了纵向评价，对三家二级甲等医院公益性水平进行了横向评价比较。

第二节　未确知测度理论

一　未确知数学

"未确知数学"这一领域确立的标志是王光远院士于 1990 年在《哈尔滨建筑工程大学学报》上发表的《未确知信息及其数学处理》一文。王清印教授明确提出了不确定信息的分类，他将不确定信息分为五类：随机信息、模糊信息、灰色信息、未确知信息和泛灰信息。这在五类信息中，随机信息、模糊信息和灰色信息已经得到广泛的应用。受客观条件的制约，专家所掌握的信息难以准确地预测未来，这样就造成了专家主观上的不确定性，信息的这种不确定性就是所谓信息不确知性。从某种程度上来说，信息的不确定性是源于决策者难以掌握反映客观事物真实状态的信息，从而映射在主观上的一种不确定性，而不是事物本身。在决策中，决策者必须把其看作是不确定的事物，而不能把这种信息看作是确定的。表达和处理未确知信息的数学工具就是未确知数学。未确知信息之间的关系主要是由未确知数的运算及性质反映出来的，而未确知信息可以通过其中的未确知数来表达，并且通过未确知数的运算对未确知信息进行加工和处理。

"未确知数学"之所以初步形成了理论体系，主要得益于刘开第教授、吴和琴教授以及王清印教授等十多位数学工作者的共同努力。现在，"未确知数学"理论已经广泛应用于专家系统理论、广义可靠性理论、结构维修理论和结构软件设计理论等领域。

二　未确知测度理论概述

与随机性和模糊性不同，未确知性是一种新的不确定性。由于信息的复杂性和不完整性，决策者难以将未确知性的事物变成确知性的事物，但是这并不是说决策者无能为力。决策者可以根据事物的背景、相关知识及决策者经验、需求、偏好等尽可能地描述未确知知识，从而减少其不确定性。

未确知测度理论做法是将复杂系统简化为子系统，然后将子系统再次进行简化，直至能够在子系统内部构造可测空间，在可测空间上构造出能够满足测量准则的未确知测度具体描述各种分类的可能性大小，在此基础上，综合各个子系统的结果，从而得到整个系统上的分类结果。

设 $A_1, A_2, \cdots, A_n$ 表示 n 个待评对象，研究对象空间 $X = \{A_1, A_2, \cdots, A_n\}$ 称为论域；评价 A_i 有项指标 $x_1, x_2, \cdots, x_j$，称 $I = \{x_1, x_2, \cdots, x_j\}$ 为指标空间。用 x_{ij} 表示对象 A_i 在指标 x_j 下的观测值。研究对象 X 处于某一状态，其未知状态的集合，简称未确知区间集。

1. 确定评价指标体系与评价等级

对 x_i 有 p 个评价等级，则建立评估等级空间 $C = \{C_1, C_2, \cdots, C_p\}$，用 $k = 1, 2, \cdots, p$。设定 $C_1 > C_2 > \cdots > C_p$ 或者 $C_1 < C_2 < \cdots < C_p$。$\{C_1, \cdots, C_p\}$ 是评价空间 U 的一个有序分割类。

若已知有 m 个评价对象 $(x_1, x_2, \cdots, x_j)$，则指标评估矩阵为：

$$A_{ij} = \begin{bmatrix} x_{11} & \cdots & x_{1n} \\ . & \cdots & . \\ . & \cdots & . \\ . & \cdots & . \\ x_{m1} & \cdots & x_{mn} \end{bmatrix} \tag{1}$$

2. 构造未确知测度函数和单指标未确知测度矩阵

我们将对象关于指标并处于评价等级的程度称是对"程度"的测量结果，"非负有界性，可加性，归一性"三条测量准则是作为一种测度的它必须满足的。

令 $\mu_{ijk} = \mu(x_{ij} \in C_k)$ 表示影响评价对象 x_i 的测度值 x_{ij} 属于第 k 个评价等级 C_k 的程度，μ 满足

$$0 \leqslant \mu(x_{ij} \in C_k) \leqslant 1 \tag{2}$$

$$\mu(x_{ij} \in C_k) = 1 \tag{3}$$

$$\mu\left| x_i \in \overset{k}{\underset{l=1}{U}} \right| = \sum_{l=1}^{k} \mu(x_{ij} \in C_k) \tag{4}$$

其中，$i = 1, 2, \cdots, n$；$j = 1, 2, \cdots, m$；$k = 1, 2, \cdots, p$。称满足式（2）、（3）、（4）的 μ 为未确知测度。

式（2）称为 μ 对评价空间 U 满足"有界性"；式（3）称为 μ 对评价空间 U 满足"归一性"；式（4）称为 μ 对评价空间 U "可加性"。

应根据具体指标的变化特点选用适当的未确知测度函数，本研究采用

直线型未确知测度函数，未确知测度函数图如图 5 – 1 所示：

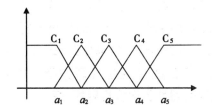

图 5 – 1 单指标未确知测度函数

在区间 $[a_i, a_{i+1}]$ 上对应的未确知测度函数的表达式为：

$$\begin{cases} \mu_i(x) = \begin{cases} \dfrac{-x}{a_{i+1} - a_i} + \dfrac{a_i}{a_{i+1} - a_i} & a_i < x \leqslant a_{i+1} \\ 0 & x > a_{i+1} \end{cases} \\ \mu_{i+1}(x) = \begin{cases} 0 & x \leqslant a_i \\ \dfrac{x}{a_{i+1} - a_i} + \dfrac{a_i}{a_{i+1} - a_i} & a_i < x \leqslant a_{i+1} \end{cases} \end{cases} \quad (5)$$

μ_{ijk} 表示观测值 x_{ij} 使 x_i 处于 c_k 评语等级的未确知测度。则我们得到对对象 x_i 的单指标测度评价矩阵。

$$(\mu_{ijk})_{m \times k} = \begin{bmatrix} \mu_{i11} & \mu_{i12} & \cdots & \mu_{i1k} \\ \mu_{i21} & \mu_{i22} & \cdots & \mu_{i2k} \\ \cdot & \cdot & \cdots & \cdot \\ \mu_{im1} & \mu_{im2} & \cdots & \mu_{imk} \end{bmatrix} \quad (6)$$

3. 运用 AHP 确定各个指标的权重

指标权重是指不同评价因素对方案造成的不同程度的影响。作为综合评判的内容之一，它是很重要的。公立医院的公益性评价指标权重的确定对于所有多指标评价系统，各个评价指标的相互重要程度不相同，不同的权重对应不同的评价结果。所以，必须科学合理地确定公立医院公益性评价指标的权重。

影响公立医院公益性评价的因素很多又很复杂，而这些因素对公益性的分类有重要的影响。随着社会科学的发展，权重指标也被认为是综合评判不可或缺的内容。目前确定权重比较被人们熟悉的有层次分析法（AHP）、德尔菲法、专家调查法等。其中层次分析法简称 AHP，是一种将定量分析和定性分析相结合的综合决策分析方法，它通过运用系统工程学的某些原理，分解研究对象，把那些影响评价对象的复杂要素按照一定的规律划分为递阶层次结构。目前这种综合评价方法日渐被广泛采纳和应用，它适用于多层次、多指标、多目标的决策分析，具有广泛的应用范围，比如说军事指挥、行为科学、经济分析和计划、管理信息系统和教育等。目前，该方法已用于医疗卫生管理方面，本书选用层次分析法（AHP）确定公立医院公益性的评价指标的权重。

4. 多指标未确知测度

根据已确定的指标权重，得到评价对象的多指标综合测度，如下式如示：

若 $\mu_k = \mu(M \in C_k)$ 评价因素 M 属于第 k 等级的程度，则

$$\mu_k = \sum_{i=1}^{m} \omega_{ij}\mu_{ik} \quad (i=1, 2, \cdots, m; k=1,2,\cdots,p) \quad (7)$$

显然：$0 \leqslant \mu_k \leqslant 1$，$\sum_{k=1}^{p} \mu_k = 1$。所以式（7）确定的 μ_k 是未确知测度。称向量 $\mu_k = (\mu_1,\mu_2,\cdots,\mu_p)$ 为多指标综合测度评价向量。

5. 置信度识别准则

由于评价空间 U 中 $\{C_1, \cdots, C_p\}$ 是一个有序分割类，引入置信度评价准则。

设 λ 为置信度（$\lambda > 0.5$，通常取 $\lambda = 0.6$ 或 0.7），令

$$k_o = \min \left| k: \sum_{l=1}^{k} \mu_l > \lambda, k = 1,2,\cdots,p \right| \quad (8)$$

则判断评价目标属于第 k 个评价等级 C_k。本研究中我们将公立医院公益性评价分为五个等级（Ⅰ级；Ⅱ级；Ⅲ级；Ⅳ级；Ⅴ级），即：

$$k_o = \min \left| k: \sum_{l=1}^{k} \mu_l > \lambda, k = 5 \right|$$

最后根据公立医院公益性未确知向量累计相加后 $\geqslant 0.6$，来判断公立医院公益性水平所到达的等级。

三　将未确知测度理论用于医院公益性定量评价研究的可行性分析

将未确知测度理论引入到公立医院公益性评价研究中，主要是基于以下两点考虑：

1. 由未确知测度理论本身的特点所决定。未确知测度理论为公立医院公益性评价分析开辟了一个崭新的视角。在相互矛盾的知识环境中做出

决策是未确知测度理论的特点之一。公立医院公益性评价工作过程中会涉及很多复杂的、定性与定量都不确定的因素，而且各因素之间并没有明显的函数对应关系，因此，对于类似于这种难以用数学模型精确处理，但是收集样本却相对较简单的问题，运用未确知理论较为适合。

2. 由于以前的包含模糊综合评价方法、专家评价方法在内的传统型评价方法涉及了大量的模糊性特征较强的非线性定性指标，这样评价结果的准确性和客观性都很难得到保证。定性分析和定量分析都存在着自身的缺陷和不足，单纯的定性分析使得研究不够深入，同时定量评价也会因为信息获取的局限阻碍其有效应用和检验。因此，在研究过程中，有必要将定性分析和定量分析方法互相结合起来，两者之间取长补短，这样才能对事物的客观规律进行完整全面的反映和分析。未确知测度理论就是将两者结合起来的理论之一，所以本书将这一理论用于对公立医院的公益性评价分析之中，对公立医院公益性评价问题进行探讨研究，以建立一个用于公立医院的公益性评价模型，进而促进公立医院管理水平的提高，使公立医院更好地回归公益性。

第三节　公立医院公益性单指标未确知测度

公立医院公益性系统是一个多变且复杂的系统，根据公立医院实际运行情况把影响其公益性水平的因素划分为医疗服务质量、医疗服务效率、医疗服务费用、社会公益活动及满意度五个方面，即评价公立医院公益性的五要素，而这五个要素自身又是一个相对独立且完整的子系统，因而我们评价公立医院公益性时，其指标中的每一个单独的要素都可以被当作是一个独立的对象来加以分析与研究。具体来说的话，我们可以通过上文提到的未确知测度模型来假定公立医院的评价要素的对象空间为 X：

$$X = \{X_1, X_2, X_3, X_4, X_5\}$$

其中 X_1，X_2，…，X_5 分别表示医疗服务质量、医疗服务效率、医疗服务费用、社会医求服务及满意度这五个影响因素。

建立各因素评价空间 U。根据公立医院实际运行情况并参阅相关文献，将公立医院公益性状况由高到低分成了五个等级，即优秀、良好、一般、较差、差，即而评价空间 U 则记为：

U = {第一级，第二级，第三级，第四级，第五级}

在实际情况中，C_k 比 C_{k+1} 公益性等级高，记为 $C_k > C_{k+1}$（$k = 1, 2,$ 3，4，5）。因此，$\{C_1, C_2, C_3, C_4, C_5\}$ 是针对评价空间 U 的一个有序分割列。

x_{ij} 表示 x_i 关于第 j 种属性 I_j（$j = 1, 2, \cdots, m$）属性的评价值。评价值 x_{ij} 可以计算出具体数值，故可以得出评价值矩阵 $(x_{ij})_{n \times m}$。该评价值矩阵的第 i 行表示第 i 个公益性评价指标对象关于第 m 种属性的评价值，$i = (1, 2, \cdots, n)$，关于属性 I_j（$j = 1, 2, \cdots, m$）的评价值 x_{ij} 的分类标准已确定，设分类标准矩阵为：

$$A = \begin{matrix} I_1 \\ I_2 \\ \vdots \\ I_m \end{matrix} \begin{bmatrix} x_{11} & x_{12} & \cdots & x_{1k} \\ a_{21} & a_{22} & \cdots & x_{2k} \\ \vdots & \vdots & \ddots & \vdots \\ x_{m1} & x_{m2} & \cdots & x_{mk} \end{bmatrix} = (x_{ij})_{m \times k}$$

其中 x_{ij} 表示评价对象 x_i 关于属性 I_j 的评价值属于第 j 类的标准值。

对每一个单因素的公立医院公益性具体指标 I_j（$j = 1, 2, \cdots, m$）等级的测度 u_{ijk}，给定的评价值就是实测值 x_{ij} 属于各类 C_k 的等级测度。即构造测度函数 $u_{ij}(x)$，以对每一个公益性等级 C_k（$k = 1, 2, 3, 4, 5$）求出 u_{ijk} 的值，得出公立医院公益性的单指标（单属性）下未确知测度识别矩阵：

$$\mu_i = \begin{bmatrix} \mu_{i11} & \mu_{i12} & \cdots & \mu_{i1k} \\ \mu_{i21} & \mu_{i22} & \cdots & \mu_{i2k} \\ . & . & \cdots & . \\ \mu_{im1} & \mu_{im2} & \cdots & \mu_{imk} \end{bmatrix} = (\mu_{ijk})_{m \times n}$$

其中第 t 行表示评价指标 x_i 关于第 t 种实测值属于各个公益性等级类别的测度；第 s 列表示 x_i 关于各属性的实测值属于第 s 类公益性等级测度。

设各个评价指标属性的权重向量为 $w^{(i)}$：

$$w^{(i)} = (w_1^{(i)}, w_2^{(i)}, \cdots, w_m^{(i)})^T \quad (\text{其中}, 0 \leq w^{(i)} \leq 1, \sum_{k=1}^{m} w^{(i)} = 1)$$

其中 $w_j^{(i)}$ 表示对于第 i 种评价样本 x_i 来说评价指标 x_{ij} 相对重要的权重。通常情况下对于不同的样本 x_i 指标 x_{ij} 具有不同权重。

对于任何综合评价识别系统，如何确定指标权重都是非常重要的，也是最困难的问题之一，本书采用 AHP 方法确定各个评价指标的权重。

第四节 公立医院公益性多指标未确知测度

一 公立医院的公益性评价指标权重的确定

公立医院公益性的评价指标体系中存在有不同的指标，当然不同评价指标对于评价结果所具有的重要程度也不同，故针对不同评价指标确定相应的权重系数是很有必要的，而且在确定各层次指标权重时应当坚持科学合理的原则，这是设计指标体系的关键环节。

（一）指标权重系数方法的确定

影响评价的因素很多，也很复杂，而这些因素对方案的分类起着重要的影响，指标权重就是某种因素对一种方案分类的影响的程度。随着社会的发展，权重指标也被认为是综合评判不可或缺的内容。最主要的有三种方法，即层次分析法、德尔菲法、专家调查法。

层次分析法（The Analytic Hierarchy Process）简称 AHP，在 20 世纪 70 年代中期由美国运筹学家托马斯·塞蒂（T. L. Saaty）正式提出。它是一种定性和定量相结合的、系统化、层次化的分析方法。层次分析法它主要运用的原理是系统工程学的原理，主要是把各种复杂的因素，按照彼此的作用和影响以及包含与被包含的关系，来划分为递阶层次关系。客观现实是主观判断的一个重要的因素和依据，通过两两比较（相对于上一层的下一层中的因素）再构建判断矩阵，同时要构建数据进行数学计算和检验，当然它主要的目的就是评判最下面的一层因素相对于最上面一层因素的重要性的权数，进行一个比较排序。该方法能够使复杂的问题系统化，将各种判断要素之间的差异数值化。运用层次分析法有很多优点，其中最重要的一点就是简单明了。层次分析法不仅适用于存在不确定性和主观信息的情况，还允许以合乎逻辑的方式运用经验、洞察力和直觉。层次分析方法现今已经被广泛地应用于经济计划和管理、能源政策和分配、行为科学、军事指挥、运输、农业、教育、人才、医疗和环境等领域。

随着竞争激烈，变化因素剧增，那么就需要找一种多角度、不同程度、多种指标的决策分析方法，而层次分析法正是这样一个分析方法。层次分析法的三个显著特点为构建的递阶层次结构、判断矩阵的构造以及一致性检验。本书对一级指标权重的确定是由医院管理工作者参与决策的，是以指标重要性比值为依据构建一个两两判断矩阵，在此基础上计算出指标的权重。一般来说这只是提供定量形式决策的依据，因为该方法的核心就是量化决策者的经验判断。在医院信息数据系统依旧不够完善的今天，这种方法可以说是相对比较实用而又操作简单的一种方法。

（二）指标权重系数的确定过程

组织专家讨论以重要性对同级同类指标在判断的基础上进行评分，分别按层计算每个指标的权重。

AHP 的基本步骤包括以下五个：

（1）依照层次排列归类，构建目标树图。将总评价目标逐层分解，形成清晰的阶层结构及不同阶层所对应的目标。目标树图中，大多表现为在相关指标的基础上，由目标层、要素层和变量层依次形成其最高层、中间层及最底层。

（2）对指标进行两两比较，构造判断矩阵，计算各个指标相对权重。将评价指标关于某个评价目标的重要程度做两两比较判断获得矩阵，求与特征值对应的特征向量，并将其归一化，即可得到该评价目标下各评价指标的权重系数。

表 5-1 　　　　　　　　　　　　判断矩阵 A

指标	X_1	X_2	...	x_i
X_1	X_{11}	x_{12}	...	x_{1i}
X_2	x_{21}	x_{22}	...	x_{2i}
...	...	...	...	...
x_i	x_{i1}	x_{i2}	...	x_{ii}

（3）进行归一化处理。计算判断矩阵的最大特征根，并计算出其对应向量的各分量权重，即各指标所占比重。

$$W'_i = \sqrt[m]{a_{i1} a_{i2} a_{i3} \cdots a_{im}}$$

式中，W'_i 表示第 i 个指标的权重；$a_{i1} a_{i2} a_{i3} \cdots a_{im}$ 分别表示判断矩阵中第 i 行各元素；m 表示评价指标个数。

经归一化处理后，$W'_i = W'_i / \sum_{i=1}^{m} W'_i$，可得到权重向量。

（4）进行一致性检验。在计算归一化权重系数后，应检验所计算得到的权重系数是否符合逻辑。

当判断矩阵阶数 <2 时，通常用一致性指数 CI 检验各指标的相对优先顺序有无逻辑混乱现象，一般认为，当 CI < 0.10 时可能无逻辑混乱，即计算得到的各项权重可以接受。一致性指数计算公式为：

$$CI = \frac{l_{max} - m}{m - 1}$$

其中 $\lambda_{max} = \frac{\sum\limits_{i=1}^{m} \lambda_i}{m}$；$\lambda_i = \frac{\sum\limits_{i=1}^{m} a_{ij}W}{W_i}$。式中，m 为受检验层次的子目标数；$l_{max}$ 为最大特征根；l_i 为该层子目标成对比较判断优选矩阵的特征根。

当判断矩阵阶数 >2 时，用同阶平均随机一致性指标 RI 对 CI 进行修正，计算随机一致性比例 CR。

$$CR = \frac{CI}{RI}$$

表 5 – 2 　　　　　　　3—9 阶平均随机一致性指数 **RI** 的取值

阶数	3	4	5	6	7	8	9
RI	0.58	0.90	1.12	1.24	1.32	1.41	1.45

上表为 3—9 阶判断矩阵 RI 的理论值，当随机一致性比例 CR 小于0.10 时，通常认为判断矩阵具有满意的一致性，否则就需要调整判断矩阵，并使之具有满意的一致性。

（5）通过乘积法，计算方案层指标的组合权重。

（三）公立医院公益性指标权重计算过程及结果（以三级医院为例）

调查对象为医院管理人员，共 29 名。评价指标包含五个一级指标及 31项二级指标。评价方法采用对指标的两两比较及对指标重要性进行打分。

1. 一级指标权重计算

（1）建立一级指标，以成对比较的方式建立优选矩阵，如表 5 – 3所示：

表 5 – 3 　　　　　　　　一级评价指标比较判断矩阵表

项目	医疗质量 X_1	医疗效率 X_2	医疗费用 X_3	社会医疗服务 X_4	满意度 X_5
医疗服务质量 X_1	1.0	1.2	1.3	1.4	1.5
医疗服务效率 X_2	1/1.2	1	1.2	1.3	1.4

项目	医疗质量 X_1	医疗效率 X_2	医疗费用 X_3	社会医疗服务 X_4	满意度 X_5
医疗服务费用 X_3	1/1.3	1/1.2	1	1.2	1.3
社会医疗服务 X_4	1/4	1/1.3	1/1.2	1	1.2
满意度 X_5	1/1.5	1/1.4	1/1.3	1/1.2	1

得出初始权重系数分别为 1, 1.3, 1.5, 1.7, 1.9。

（2）计算归一化权重系数，得到优选矩阵的权重值如下：

医疗服务质量：0.280；医疗服务效率 : 0.235；医疗服务费用：0.193；社会医疗服务：0.158；满意度：0.133。

（3）进行一致性检验，第一层对比矩阵的特征根分别为：5.0837，5.0529，5.0580，5.0545，5.0884，最大特征根为 5.088，CI = 0.002，CI < 0.1；CR = 0.002，CR < 0.1，可认为该指标权重系数合乎逻辑。

2. 二级指标组合权重计算

（1）医疗服务质量：

甲级病历率：0.280 × 0.138 = 0.039

处方合格率：0.280 × 0.129 = 0.036

抗菌药物使用强度：0.280 × 0.119 = 0.033

急危重病人抢救成功率：0.280 × 0.110 = 0.031

恶性肿瘤术前与术后病理诊断符合率：0.280 × 0.102 = 0.029

手术冰冻与石蜡诊断符合率：0.280 × 0.094 = 0.026

Ⅰ类切口甲级愈合率：0.280 × 0.086 = 0.024

优质护理病房覆盖率：0.280 × 0.080 = 0.022

设备运行完好率：0.280 × 0.074 = 0.021

大型设备检查阳性率：0.280 × 0.069 = 0.019

（2）医疗服务效率：

平均住院日：0.235 × 0.163 = 0.038

床位周转次数：0.235 × 0.151 = 0.035

择期手术术前平均住院日：0.235 × 0.139 = 0.033

临床路径病种完成率：0.235 × 0.128 = 0.030

检验报告时限符合率：0.235 × 0.118 = 0.028

服务窗口等候时间：0.235 × 0.108 = 0.025

急诊留观时间：$0.235 \times 0.100 = 0.024$

急会诊时间：$0.235 \times 0.092 = 0.022$

（3）医疗服务费用：

住院次均费用：$0.193 \times 0.327 = 0.063$

门诊次均费用：$0.193 \times 0.270 = 0.052$

药品收入占业务收入的比例：$0.193 \times 0.221 = 0.043$

基本药物使用率：$0.193 \times 0.182 = 0.035$

（4）社会医疗服务：

对口支援基层医疗机构成效：$0.158 \times 0.204 = 0.032$

参加并自发完成各级卫生行政各部门制定的应急卫生活动：$0.158 \times 0.188 = 0.030$

特需门诊量占总门诊量比例：$0.158 \times 0.172 = 0.027$

住院特需床位数占开放床位数比例：$0.158 \times 0.158 = 0.025$

惠民措施实施情况：$0.158 \times 0.145 = 0.023$

双向转诊实施情况：$0.158 \times 0.133 = 0.021$

（5）满意度：

患者满意度：$0.133 \times 0.400 = 0.053$

医务人员满意度：$0.133 \times 0.329 = 0.044$

社会满意度：$0.133 \times 0.271 = 0.036$

表 5 - 4　　　　　　　　　公立医院公益性评价指标体系及权重

总目标	一级指标	二级指标	组合权重
公立医院公益性评价指标体系 X	医疗服务质量 X_1（0.280）	甲级病历率 X_{11}（0.138）	0.039
		处方合格率 X_{12}（0.129）	0.036
		抗菌药物使用强度 X_{13}（0.119）	0.033
		急危重病人抢救成功率 X_{14}（0.110）	0.031
		恶性肿瘤术前与术后病理诊断符合率 X_{15}（0.102）	0.029
		手术冰冻与石蜡诊断符合率 X_{16}（0.094）	0.026
		Ⅰ类切口甲级愈合率 X_{17}（0.086）	0.024
		优质护理病房覆盖率 X_{18}（0.080）	0.022
		大型设备运行完好率 X_{19}（0.074）	0.021
		大型设备检查阳性率 X_{110}（0.069）	0.019

续表

总目标	一级指标	二级指标	组合权重
公立医院公益性评价指标体系 X	医疗服务效率 X$_2$ (0.235)	平均住院日 X$_{21}$ （0.163）	0.038
		床位周转次数 X$_{22}$ （0.151）	0.035
		择期手术术前平均住院日 X$_{23}$ （0.139）	0.033
		临床路径病种完成率 X$_{24}$ （0.128）	0.030
		检验报告时限符合率 X$_{25}$ （0.118）	0.028
		服务窗口等候时间 X$_{26}$ （0.108）	0.025
		急诊留观时间 X$_{27}$ （0.100）	0.024
		急会诊时间 X$_{28}$ （0.092）	0.022
	医疗服务费用 X$_3$ (0.193)	住院次均费用$_{31}$ （0.327）	0.063
		门诊次均费用 X$_{32}$ （0.270）	0.052
		药品收入占业务收入的比例 X$_{33}$ （0.221）	0.043
		基本药物使用率 X$_{34}$ （0.182）	0.035
	社会医疗服务 X$_4$ (0.158)	对口支援基层医疗机构成效 X$_{41}$ （0.204）	0.032
		参加并自发完成各级卫生行政各部门制定的应急卫生活动 X$_{42}$ （0.188）	0.030
		特需门诊量占总门诊量比例 X$_{43}$ （0.172）	0.027
		住院特需床位数占开放床位数比例 X$_{44}$ （0.158）	0.025
		惠民措施实施情况 X$_{45}$ （0.145）	0.023
		双向转诊实施情况 X$_{46}$ （0.133）	0.021
	满意度 X$_5$ (0.133)	患者满意度 X$_{51}$ （0.400）	0.053
		医务人员满意度 X$_{45}$ （0.329）	0.044
		社会满意度 X$_{53}$ （0.271）	0.036

二　公立医院公益性多指标综合测度评价

由公立医院公益性单指标测度识别矩阵 μ_i 和指标权重向量 $w^{(i)}$ 可以计算在 m 个指标下样本 x_i 的未确知测度识别向量 μ_i：

$$\mu_i = (\mu_{i1}, \mu_{i2}, \cdots, \mu_{i5})^T$$

其中，$\mu_k = \sum_{i=1}^{n} w_j^{(i)} \mu_{ijk}(i = 1, 2, \cdots, n; k = 1, 2, \cdots, n)$，显然，$0 \leqslant \mu_k \leqslant 1$，$\sum_{k=1}^{p} \mu_k = 1$，确定的 μ_k 是未确知测度。称向量 $\mu_k = (\mu_1, \mu_2, \cdots, \mu_p)$ 为多

指标综合测度评价向量。

在本书中即为：

$$\mu_i = \begin{bmatrix} \mu_{11} & \mu_{12} & \cdots & \mu_{15} \\ \mu_{21} & \mu_{22} & \cdots & \mu_{25} \\ \cdot & \cdot & \cdots & \cdot \\ \mu_{51} & \mu_{52} & \cdots & \mu_{55} \end{bmatrix}$$

向量 μ_i 的 k 个分量给出样本 x_i 属于五个公益性评价等级的测度。

三 置信度识别准则

由于评价空间 U 中 $\{C_1, \cdots, C_P\}$ 是一个有序分割类，故引入置信度评价准则。置信度也称为可靠度，或置信水平、置信系数，即在抽样对总体参数作出估计时，由于样本的随机性，其结论总是不确定的。因此，可以采用一种概率的陈述方法，也就是数理统计中的区间估计法，即估计值与总体参数在允许的一定误差范围以内，其相应的概率有多大，这个相应的概率称作置信度。

设 λ 为置信度（ $\lambda > 0.5$，通常取 $\lambda = 0.6$ 或 0.7)，令

$$k_o = \min\left| k: \sum_{l=1}^{k} \mu_l > \lambda, k = 1, 2, \cdots, p \right|$$

则判断评价目标属于第 k 个评价等级 C_k。本研究中我们将公立医院公益性评价分为五个等级（Ⅰ级；Ⅱ级；Ⅲ级；Ⅳ级；Ⅴ级）。即：

$$k_o = \min\left| k: \sum_{l=1}^{k} \mu_l > \lambda, k = 5 \right|$$

最后根据公立医院公益性未确知向量累计相加后 ≥ 0.6 来判断公立医院公益性水平所到达的等级。

在公立医院公益性评价中，将公益性评价等级分为优秀、良好、一般、较差、差五个等级，一般情况下认为"优秀"优于"良好"，"良好"优于"一般"，"一般"优于"较差"，"较差"优于"差"。构造了未确知测度评价模型的评价空间的一个有序分割类 $\{C_1, C_2, C_3, C_4, C_5\}$，可以记作 $C_1 > C_2 > C_3 > C_4 > C_5$，按照置信度识别准则，选取置信度 $\lambda = 0.6$ 并判断公立医院公益性评价等级。

第六章

应用实例一：某三级甲等医院公益性
纵向评价(2011—2013 年)

为了检验基于未确知测度理论的公立医院公益性评价模型的准确性及稳定性，本研究采用基准比较的方法评价公立医院公益性水平。其中包括以年度为基础，对某三级甲等医院（简称 A 医院）2011—2013 年公益性水平变化情况进行纵向比较评价；对 3 家同地区、同类、同级别二级甲等医院（简称 B 医院、C 医院、D 医院）的公益性水平进行横向比较。本章对 A 医院 2011 年至 2013 年公益性水平进行纵向比较评价。

第一节　A 医院概况简介

A 医院建于 1950 年，是冀南地区建院较早、规模较大的综合性"三级甲等"医院。现有建筑面积 7.6 万余平方米，开放床位 1400 余张，卫生技术人员 1442 人，其中副高级以上人才 266 人，中级职称 481 人，初级职称 695 人，博士、硕士研究生 167 人，设有临床、医技科室 100 多个，年门诊量 50 万人次，年收治住院病人 4.5 万人次。

从 2005 年初开始，该院作为冀南地区影响力较大的一家三级甲等公立医院，在群众"看病难、看病贵"成为社会关注的热点、公立医院公益形象受到公众严重质疑的社会背景下，坚持公立医院的公益性质，从自身做起，把解决城乡贫困群众"看病难、看病贵"的问题作为促进公立医院回归公益性的主要目标，以"最大程度惠及弱势群体，最大限度方便贫困患者"为服务理念，把发展思路放在建立城乡医疗惠民系统工程上，把关注点放在缺少医疗保障的城乡居民身上，把着力点放在扶持农村医疗机构、提升其服务能力上，把落脚点放在为人民群众提供便捷、有效、质优、价廉的医疗技术服务上，在医院力所能及的范围内，让城乡低收入的弱势群体病有所医。该院积极探索符合我国公立医院发展的路径，围绕"一切为了病人，一切方便病人，一切服务病人"的宗旨，实施了"医疗惠民工程"，开展了医疗下乡帮扶工作，赢得了社会各界的广泛赞誉。成功构建了以城市综合性医院为主体，面向广大社区和农村，涵盖社区、农村等基层医院的医疗服务网络，最大限度地发挥城市三级医院医疗卫生资源的效益，最大限度地满足农村、城市社区等广大人民群众不同层次、日益增长的医疗保健需求，缓解了本地区"看病难、看病贵"的问题，为实现"小病不出村、大病不出县，小病进社区、大病进医院"的卫生改革目标作了积极努力，得到了职工的拥护，赢得了患者、各级政府和中央各大媒体的赞誉。新华社、中央电视台、《人民日报》《光明日报》《经济日报》、中央人民广播电台等中央主流媒体先后两次对该院惠民医院建设情况进行了连续的集中报道。2006 年，该院在全国卫生工作会议上介绍经验。2011 年 9 月 17 日，中央电视台《新闻 30 分·医改在基层栏目》对该院帮扶基层医院、主动回归公益性工作做了时长近 5 分钟的专题报道，在全国公立医院回归公益性新闻报道中尚属首次。

目前，A 医院正发扬"团结、求实、创新、发展"的医院精神，贯彻"质量建院、勤俭办院、科技兴院"的办院方针，实践"人人都是医院形象，处处都是文明窗口"的服务理念，以朝气勃发的崭新面貌，奋力开拓的时代精神，为患者提供优质的人性化医疗服务，推进医院的健康可持续发展。

一 医疗服务

以病人为中心，实现人性化服务。医院始终遵循"竭力提供人民满意的医疗服务"的服务宗旨，开展了"提高工作效率、优化工作流程"活动，保持无假日医院，进一步提升了服务水平，改善了就医环境，保障了患者合法权益。具体措施如下：

1. 全面优化医疗工作流程，切实改善就医环境。通过增加服务窗口，缩短病人的候诊、挂号、取药时间；开通网络、电话、现场预约，切实方便患者就医；制作了规范、清楚、醒目的服务标识，确保正确引导患者及时就诊。为患者精心营造了方便、快捷、舒适的就医环境。

2. 畅通急诊急救绿色通道。提升急诊救治能力，加强急诊重危环节管理。认真落实首诊负责制，严格急诊会诊管理，实行急诊检查优先，做到先救治、后付费，确保急危重病人得到及时救治。

3. 切实保障患者合法权益。修订完善了医患沟通制度，实行回访登记制度，成立了患者回访中心。优服办负责患者投诉管理，重视投诉问题的原因分析和解决效果的评价，促进投诉管理的持续改进。确保病人在住院期间得到及时、安全、高效、专业、全程优质服务。

4. 大力推进医疗服务信息公开力度，加强社会监督。及时向社会公布卫生政策法规、行政许可等重要事项和医院服务项目收费标准、药品及医用耗材价格、医疗服务流程，让患者明明白白就医，放放心心看病。

5. 狠抓医德医风，规范服务行为。院党委十分重视党风廉政建设，把它作为一件大事列入党委重要工作日程，将廉政建设贯穿于各项工作中，抓教育、建制度、严管理，全院党风廉政建设和反腐败工作取得了扎实成效。2013 年被市纪委确定为市卫生系统唯一一家正风肃纪试点单位。

二 医院管理

1. 健全和完善医院质量与安全管理组织体系。院长作为医院质量与安全管理第一责任人，领导全院质量与安全管理工作。各科室主任负责本科室质量与安全管理工作，医疗质量管理职能部门行使指导、检查、考核、评价和监督职责，体现决策层、控制层和执行层。

2. 2013 年该院进一步完善了一、二、三级医疗质控组织。充分发挥三级质控网作用，落实了医疗质量定期检查考评制度，并针对查出的问题及时做了整改。认真执行质量和安全的核心制度，强化首诊负责制，疑难病例、死亡病例讨论制，查对制度等医疗核心制度。

3. 根据各临床医技科室 2011—2013 年的工作情况，参照卫生部《三级综合医院评审标准实施细则》，制定该院各临床医技科室的综合管理目标。制定并印发该院 2014 年职能部门管理目标并签订责任状，由相关责任部门按照管理目标及考核办法，对各职能科室进行考核。

4. 进行覆盖医、技、药、护系统的"三基"训练和考核。举办院内各类知识讲座、护理专题讲座约 50 场次；参加市有关部门组织的学术活动、培训班、技术能手比赛。狠抓病历质量管理，加大奖惩力度，有效地提高了基础质量，保障了医疗安全。

5. 推进和规范优质护理服务工作，将"示范工程"列为医院"一把手"工程，成立了以院长为组长的领导组。

6. 实施了医院委员会制度。设置了包含医院质量与安全管理委员会、物价管理委员会、医疗质量与安全管理委员会、病案质量管理委员会以及护理质量管理委员会等 12 个委员会在内的医院质量安全管理体系。院长为第一责任人，统一领导和协调医院各相关委员会的工作，实现医院工作 PDCA 循环常态化管理。

三　文化建设

医院文化是医院在发展过程中形成的以医院精神和管理理念为核心，凝聚、激励医院各级管理者和员工归属感、积极性、创造性的人本管理理论，是医院的灵魂和精神支柱。随着医院规模的扩大、人数的增多，加强医院管理，特别是加强文化管理是当前紧迫的任务。依据医院建设发展的客观规律，围绕"以病人为中心"，深刻分析了医院文化现状和未来发展需要，结合医院 60 余年的历史积淀，建立完整、系统的医院文化体系，对医院的愿景、宗旨、院训、精神、目标、院徽进行定义，对内涵进行阐述，同时要让全院员工知晓和掌握，并用以指导、规范员工的行为。提出以"百姓健康为第一使命"、以"患者安全为唯一追求"为医院宗旨，以"厚德载物施仁术、大医精诚济苍生"的工作态度打造和深化医院特色文化体系建设，得到了医院广大干部员工的真心拥护和认同。通过文化聚人心，精神铸院魂，全院凝聚力、向心力、创造力得以显著提升。

第二节　A 医院公益性评价

根据未确知测度模型和各个评价指标等价划分标准，把影响 A 医院公益性的因素分为医疗服务质量（X_1）、医疗服务效率（X_2）、医疗服务费用（X_3）、社会医疗服务（X_4）及满意度（X_5）五个指标，对于整个医院公益性系统来说每个指标都是一个完整的独立的子系统，分别构造未确知测度函数。记 A 医院的未确知测度评价模型的对象空间为 X，则：

$$X = \{X_1, X_2, X_3, X_4, X_5\}$$

评价对象空间中的每个评价指标都含有次级评价指标，由于既有定性指标又有定量指标，所以根据各个评价指标的特点，按照不同的量化方法进行量化。首先在评价空间中一级指标构建未确知函数，然后计算出各个指标中的多指标测度向量。根据第四章所划分的公益性评价等级，直接构造出各个评价指标的未确知测度函数。求出五个单指标测度向量，再根据各个一级评价指标的权重计算得到医院公益性多指标测度向量。

参照行业习惯划分等级的方法并结合我国公立医院自身运行实际情况，依据评价结果将公立医院公益性评价等级划分为五个等级，即Ⅰ级、Ⅱ级、Ⅲ级、Ⅳ级、Ⅴ级。Ⅰ级医院为优秀医院，该公立医院公益性水平较高；Ⅱ级医院为良好医院，公立医院公益性水平良好；Ⅲ级医院为一般医院，公立医院公益性水平一般；Ⅳ级医院为较差医院，公立医院公益性水平相对较差，需要寻求有效措施进行进一步改善和提升；Ⅴ级医院为差医院，公立医院公益性几乎没有体现，急需要改进。将公立医院公益性评价空间记为：

$$U = \{Ⅰ级、Ⅱ级、Ⅲ级、Ⅳ级、Ⅴ级\} = \{C_1, C_2, C_3, C_4, C_5\}$$

在实际情况中，C_k 比 C_{k+1} 的公益性水平较高，记为 $C_k > C_{k+1}(k = 1, 2, 3, 4, 5)$，因此 $\{C_1, C_2, \cdots, C_p\}$ 为评价空间 U 上的一个有序分割类，依据置信度识别准则在有序空间上可以更加客观、准确地确定公立医院公益性等级。

运用未确知测度评价模型对 A 医院 2011—2013 年的公益性水平进行评价，下面依次计算 A 医院公益性评价五个指标未确知测度。

一 医疗服务质量的未确知测度

提高医疗服务水平及质量是医院工作的中心，也是医院发展的依托，同时也是医院体现其公益性的重要方面之一。本书分别从甲级病历率、处方合格率、抗菌药物使用强度以及急危重病人抢救成功率 10 个方面对医疗服务质量进行评价。

根据表 4 - 11 三级医院医疗服务质量指标评价等级，构造各个评价指标的单指标未确知测度函数 $\mu(x \in c_k)$，以便求出各测度值 μ_{ik}，从而求出公立医院公益性医疗服务质量因素的测度空间 $(\mu_{ijk})_{10 \times 5}$，$(1 \leq i \leq 10, 1 \leq k \leq 5)$。根据表 4 - 11 三级医院医疗服务质量指标评价等级划分标准，按分级标准严格划分，C_1 级指标特征值取区间下限值作为 C_1 级标准；C_5 级指标特征值取区间上限值作为 C_5 级标准；C_2、C_3、C_4 级则取区间数的中值作为分级划分标准。

本研究选取三级医院医疗服务质量中的甲级病历率为例来说明构造未

确知测度函数过程。根据未确知测度的定义，可以构造出甲级病历率 X_{11} 的未确知测度函数：

$$\mu(x \in C_1) = \begin{cases} 1 & x \geqslant 94\% \\ \dfrac{x - 93\%}{90\% - 87.5\%} & 93\% \leqslant x < 94\% \\ 0 & x < 93\% \end{cases}$$

$$\mu(x \in C_2) = \begin{cases} 0 & x \geqslant 94\% \text{ 或 } x < 93\% \\ \dfrac{x - 93\%}{94\% - 93\%} & 93\% \leqslant x < 94\% \\ \dfrac{x - 91\%}{93\% - 91\%} & 91\% \leqslant x < 93\% \end{cases}$$

$$\mu(x \in C_3) = \begin{cases} 0 & x < 89\% \text{ 或 } x \geqslant 93\% \\ \dfrac{x - 91\%}{93\% - 91\%} & 91\% \leqslant x < 93\% \\ \dfrac{x - 89\%}{91\% - 89\%} & 89\% \leqslant x < 91\% \end{cases}$$

$$\mu(x \in C_4) = \begin{cases} 0 & x < 88\% \text{ 或 } x \geqslant 91\% \\ \dfrac{x - 89\%}{91\% - 89\%} & 89\% \leqslant x < 91\% \\ \dfrac{x - 88\%}{89\% - 88\%} & 88\% \leqslant x < 89\% \end{cases}$$

$$\mu(x \in C_5) = \begin{cases} 0 & x < 89\% \text{ 或 } x \geqslant 88\% \\ \dfrac{x - 88\%}{89\% - 88\%} & 88\% \leqslant x < 89\% \\ 1 & x < 88\% \end{cases}$$

经过验证，所构造的未确知测度函数 $\mu(x \in c_k)$，$0 \leqslant \mu_k \leqslant 1$，同时 $\sum\limits_{k=1}^{5} \mu_{ik} = 1$（即符合归一化条件）。如图6-1即甲级病历率的未确知测度函数的图形表示法。

同理，可以得出三级医院医疗服务质量因素的另外几项评价指标的未确知测度函数如图6-2至图6-10所示。

然后，通过对A医院医疗服务质量的分析，得到A医院医疗服务质量各个评价指标的实际测量值，如表6-1所示。

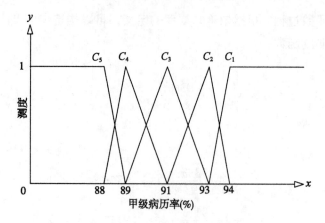

图 6 - 1　甲级病历率未确知测度函数

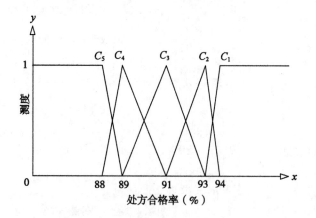

图 6 - 2　处方合格率未确知测度函数

表 6 - 1　　　　　　　　医疗服务质量评价指标实测值

年份	X_{11}	X_{12}	X_{13}	X_{14}	X_{15}	X_{16}	X_{17}	X_{18}	X_{19}	X_{110}
2011	88.5%	92%	38.13%	86.2%	95.42%	90%	91.25%	80.21%	82%	89%
2012	91.8%	94%	36.27%	87.4%	96.83%	95%	93.36%	84.35%	84%	91%
2013	92.1%	95%	34.46%	87.8%	98.46%	100%	95.00%	87.62%	91%	93%

准则层Ⅰ层中公立医院医疗服务质量 X_1 及所包含的准则层Ⅱ中的 10 个指标 X_{11}，X_{12}，X_{13}，X_{14}，X_{15}，X_{16}，X_{17}，X_{18}，X_{19}，X_{110}。

2011 年医疗服务质量未确知测度：

将表 6 - 1 中的甲级病历率 X_{11} = 88.5% 代入其未确知测度函数式中，即可得甲级病历率的指标测度向量 u_{11}（0.000，0.000，0.000，0.500，0.500）。与甲级病历率的计算方法相同，根据图 6 - 2 所示的处方合格率

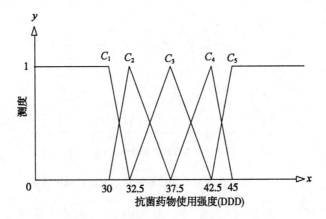

图 6-3　抗菌药物使用强度未确知测度函数

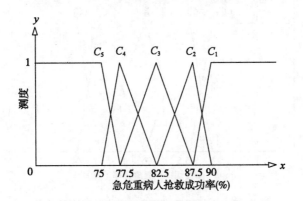

图 6-4　急危重病人抢救成功率未确知测度函数

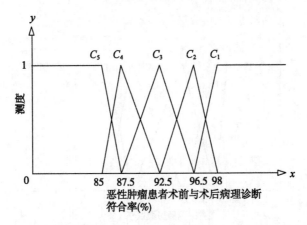

图 6-5　恶性肿瘤患者术前与术后病理诊断符合率未确知测度函数

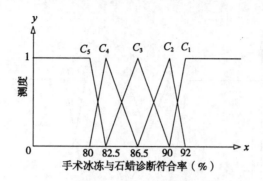

图 6 - 6　手术冰冻与石蜡诊断符合率未确知测度函数

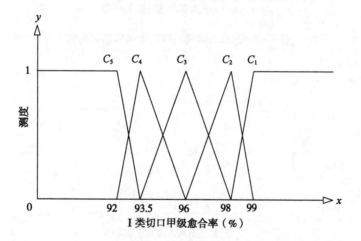

图 6 - 7　Ⅰ类切口甲级愈合率未确知测度函数

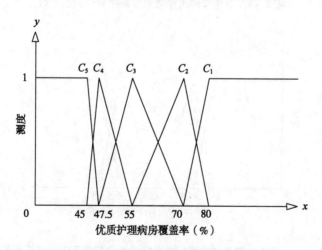

图 6 - 8　优质护理病房覆盖率未确知测度函数

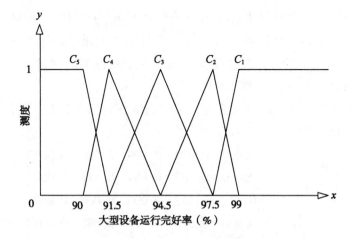

图 6 - 9　大型设备运行完好率未确知测度函数

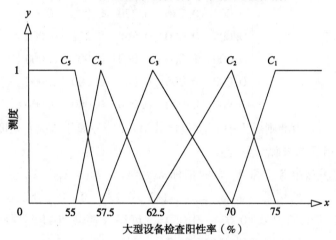

图 6 - 10　大型设备检查阳性率未确知测度函数

未确知测度函数，将表 6 - 1 中所示的处方合格率实测值 $X_{12} = 92\%$ 代入其未确知测度函数式中，即可得出处方合格率测度向量 u_{12}（0.000，0.000，0.889，0.111，0.000）。

　　同理可得出抗菌药物使用率指标测度向量 u_{13}（0.148，0.000.852，0.000，0.000，0.000）；急危重病人抢救成功率指标测度向量 u_{14}（0.000，0.012，0.988，0.000，0.000）；恶性肿瘤患者术前与术后病理诊断符合率指标测度向量 u_{15}（0.000，0.000，0.000，0.480，0.520）；手术冰冻与石蜡诊断符合率指标测度向量 u_{16}（0.000，0.780，0.220，0.000，0.000）；I类切口甲级愈合率指标测度向量 u_{17}（0.000，0.000，0.768，0.232，

0.000）；优质护理病房覆盖率指标测度向量 u_{18}（0.000，1.000，0.000，0.000，0.000）；大型设备运行完好率指标测度向量 u_{19}（0.000，0.000，0.000，0.000，1.000）；大型设备检查阳性率指标测度向量 u_{10}（1.000，0.000，0.000，0.000，0.000）。

综合上述 10 个指标测度向量，可得出 A 医院医疗服务质量指标未确知测度评价矩阵：

$$(u_{ijk})_{10\times5} = \begin{bmatrix} 0.000 & 0.000 & 0.000 & 0.500 & 0.500 \\ 0.000 & 0.000 & 0.889 & 0.111 & 0.000 \\ 0.148 & 0.852 & 0.000 & 0.000 & 0.000 \\ 0.000 & 0.012 & 0.988 & 0.000 & 0.000 \\ 0.000 & 0.000 & 0.000 & 0.480 & 0.520 \\ 0.000 & 0.780 & 0.220 & 0.000 & 0.000 \\ 0.000 & 0.000 & 0.768 & 0.232 & 0.000 \\ 0.000 & 1.000 & 0.000 & 0.000 & 0.000 \\ 0.000 & 0.000 & 0.000 & 0.000 & 1.000 \\ 1.000 & 0.000 & 0.000 & 0.000 & 0.000 \end{bmatrix}$$

其中，u_{ijk} 为准则层 I 中 x_i 所包含的第 j 个指标属于等级 k 程度，即 X_1 中第 j 个指标的未确知测度值。

根据医疗服务质量 X_1 中的指标 X_{11}、X_{12}、X_{13}、X_{14}、X_{15}、X_{16}、X_{17}、X_{18}、X_{19}、X_{110} 的权重向量 ω_{x_1} =（0.138，0.129，0.119，0.110，0.102，0.094，0.086，0.080，0.074，0.069），可得 A 医院 2011 年医疗服务质量指标 X_1 多指标未确知测度向量 $u_{X_1} = \omega_{x_1} \times (u_{ijk})_{10\times5}$ =（0.0866，0.256，0.3101，0.1522，0.196）；同理可得：2012 年医疗服务质量指标 X_1 多指标未确知测度向量：u_{X_1} =（0.2176，0.2346，0.4186，0.126，0.0041）；2013 年医疗服务质量指标 X_1 多指标未确知测度向量：u_{X_1} =（0.3926，0.2877，0.28，0.0959，0）。

二　医疗服务效率的未确知测度

医疗服务效率的提高有利于减轻广大患者在心理上、经济上的负担，提高广大患者的忠诚度与满意度，确保医院医疗护理工作有效、顺利地进行，从根本上解决患者"看病难、看病贵"的问题。本书通过平均住院日、床位周转次数、择期手术术前平均住院日、临床路径完成率等 8 个方面对医疗服务效率进行评价。

　　首先根据第四章中对医疗服务效率因素下各个评价指标公益性等级划分标准，构造影响医疗服务效率 8 个评价指标指标测度函数如图 6 - 11 至图 6 - 18 所示。

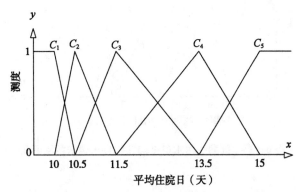

图 6 - 11　平均住院日未确知测度函数

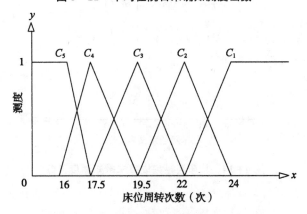

图 6 - 12　床位周转次数未确知测度函数

　　然后，通过对 A 医院医疗服务效率的分析，得到 A 医院医疗服务效率各个评价指标的实际测量值，如表 6 - 2 所示。

表 6 - 2　　　　　　　　　　　医疗服务效率评价指标实测值

年份	X_{21}（天）	X_{22}（次数）	X_{23}（天）	X_{24}（%）	X_{25}（%）	X_{26}（分钟）	X_{27}（小时）	X_{28}（分钟）
2011	13.59	25.53	3.1	68	94	7.8	52.0	12
2012	12.98	26.78	2.8	74	95	7.0	45.6	11
2013	12.55	29.56	2.6	76	98	6.0	48.0	10

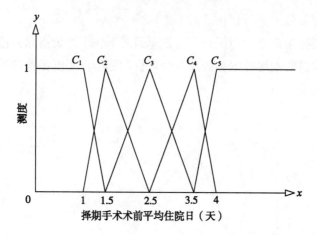

图 6 – 13   择期手术术前平均住院日未确知测度函数

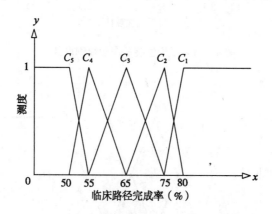

图 6 – 14   临床路径完成率未确知测度函数

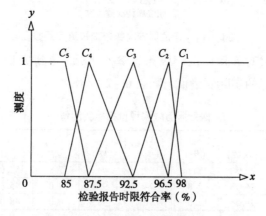

图 6 – 15   检验报告时限符合率未确知测度函数

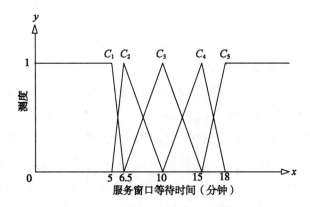

图 6-16 服务窗口等待时间未确知测度函数

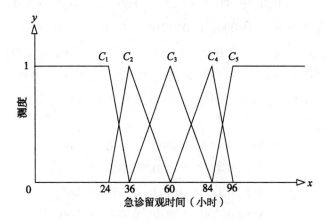

图 6-17 急诊留观时间未确知测度函数

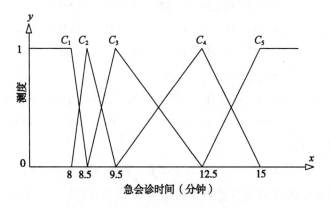

图 6-18 急会诊时间未确知测度函数

准则层 I 层中公立医院医疗服务效率 X_2 及所包含的八个准则层 II 中的指标 X_{21}、X_{22}、X_{23}、X_{24}、X_{25}、X_{26}、X_{27}、X_{28}。

2011 年医疗效率未确知测度：

将表 6 – 2 中的平均住院日 $X_{21} = 13.59$ 代入其未确知测度函数式中，即可得出平均住院日指标测度向量 u_{21}（0.000, 0.000, 0.000, 0.940, 0.060）；同理可得出床位周转次数指标测度向量 u_{22}（1.000, 0.000, 0.000, 0.000, 0.000）；择期手术术前平均住院日指标测度向量 u_{23}（0.000, 0.000, 0.400, 0.600, 0.000）；临床路径完成率指标测度向量 u_{24}（0.000, 0.030, 0.970, 0.000, 0.000）；检验报告时限符合率指标测度向量 u_{25}（0.000, 0.375, 0.625, 0.000, 0.000）；服务窗口等待时间指标测度向量 u_{26}（0.000, 0.629, 0.371, 0.000, 0.000）；急诊留观时间指标测度向量 u_{27}（0.000, 0.330, 0.670, 0.000, 0.000）；急会诊时间指标测度向量 u_{28}（0.000, 0.000, 0.170, 0.830, 0.000）。

综合上述 8 个指标测度向量，可得出 A 医院医疗服务效率的指标未确知测度评价矩阵：

$$(u_{ijk})_{8\times5} = \begin{bmatrix} 0.000 & 0.000 & 0.000 & 0.940 & 0.060 \\ 1.000 & 0.000 & 0.000 & 0.000 & 0.000 \\ 0.000 & 0.000 & 0.400 & 0.600 & 0.000 \\ 0.000 & 0.030 & 0.970 & 0.000 & 0.000 \\ 0.000 & 0.375 & 0.625 & 0.000 & 0.000 \\ 0.000 & 0.629 & 0.371 & 0.000 & 0.000 \\ 0.000 & 0.330 & 0.670 & 0.000 & 0.000 \\ 0.000 & 0.000 & 0.170 & 0.830 & 0.000 \end{bmatrix}$$

根据计算医疗服务效率 X_2 中的指标 X_{21}、X_{22}、X_{23}、X_{24}、X_{25}、X_{26}、X_{27}、X_{28} 的权重向量 ω_{X_2} =（0.163, 0.151, 0.139, 0.128, 0.118, 0.108, 0.100, 0.092），可得 A 医院 2011 年医疗服务效率指标 X_2 多指标未确知测度向量：

$$u_{X_2} = \omega_{X_2} \times (u_{ijk})_{8\times5} = (0.151, 0.149, 0.376, 0.313, 0.009)$$

同理可得 2012 年医疗服务效率指标 X_2 多指标未确知测度向量：u_{X_2} =（0.151, 0.305, 0.338, 0.208, 0.000）；2013 年医疗服务效率指标 X_2 多指标未确知测度向量：u_{X_2} =（0.330, 0.225, 0.3282, 0.115, 0.000）。

三 医疗服务费用的未确知测度

人民群众反映日益强烈的"看病贵"问题主要体现了目前医疗费用的急剧上涨，其中药品价格是值得重视的，由于我国长期"以药养医"政策的存在，药品费用在医院业务收入中一直占有很大的比重。药物的滥用导致的最直接后果是医疗资源的严重浪费和医药费用的不合理支出，增加了广大人民群众的医疗负担，是造成"看病贵"现象的直接原因之一。长远的后果是使群众抗病能力下降，最终影响整个民族的健康素质，而这样无形的后果却是没办法核查和弥补的。

本文通过住院次均费用、门诊次均费用、药品收入占业务收入的比例以及基本药物使用率4个方面对医疗服务费用进行评价。

首先根据第五章中对医疗服务费用因素下各个评价指标公益性等级划分标准，构造影响医疗服务费用的四个评价指标未测度函数如图6–19至图6–22所示。

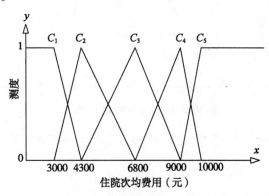

图6–19 住院次均费用未确知测度函数

然后，通过对 A 医院医疗服务费用的分析，得到 A 医院医疗服务费用各个评价指标的实际测量值，如表6–3所示。

表6–3　　　　　　　　　　医疗服务费用评价指标实测值

年份	X_{31}（元）	X_{32}（元）	X_{33}（%）	X_{34}（%）
2011	11789.32	115.6	46.90	10.372
2012	12866.52	118.2	45.50	10.216
2013	14585.84	125.6	44.72	10.915

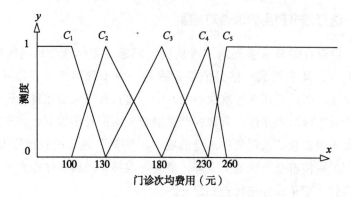

图 6 - 20　门诊次均费用未确知测度函数

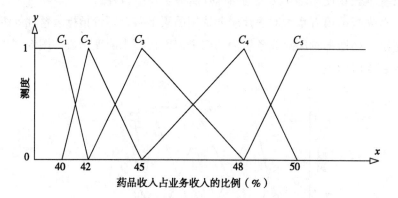

图 6 - 21　药品收入占业务收入的比例未确知测度函数

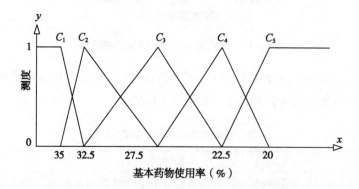

图 6 - 22　基本药物使用率未确知测度函数

准则层 Ⅰ 层中公立医院医疗服务费用 X_3 及所包含的四个准则层 Ⅱ 中

的指标 X_{31}、X_{32}、X_{33}、X_{34}。

2011 年医疗服务费用未确知测度：

将表 6 - 3 中的住院次均费用 X_{31} = 11789.32 代入其未确知测度函数式中，即可得出住院次均费用指标未确知测度向量 u_{31}（0.000，0.000，0.000，0.000，1.000）；同理可得出门诊均次费用指标未确知测度向量 u_{32}（0.520，0.480，0.000，0.000，0.000）；药品收入占业务收入的比例指标未确知测度向量 u_{33}（0.000，0.000，0.370，0.630，0.000）；基本药物使用率指标未确知测度向量 u_{34}（0.000，0.000，0.000，0.000，1.000）。

综合上述 4 个指标测度向量，可得出 A 医院医疗服务费用的指标未确知测度评价矩阵：

$$(u_{ijk})_{4\times5} = \begin{bmatrix} 0.000 & 0.000 & 0.000 & 0.000 & 1.000 \\ 0.520 & 0.480 & 0.000 & 0.000 & 0.000 \\ 0.000 & 0.000 & 0.370 & 0.630 & 0.000 \\ 0.000 & 0.000 & 0.000 & 0.000 & 1.000 \end{bmatrix}$$

根据医疗服务费用 X_3 中的指标 X_{31}、X_{32}、X_{33}、X_{34} 的权重向量 ω_{X_3} = （0.327，0.270，0.221，0.182），可得 A 医院 2011 年医疗服务费用指标 X_3 多指标未确知测度向量 u_{X_3} = ω_{X_3} × $(u_{ijk})_{4\times5}$ = （0.1404，0.1296，0.0818，0.1392，0.509）。

同理可得：2012 年医疗服务费用指标多指标未确知测度向量：u_{X_3} = ω_{X_3} × $(u_{ijk})_{4\times5}$ = （0.1053，0.16747，0.1834，0.0376，0.509）；2013 年医疗服务费用指标多指标未确知测度向量：u_{X_3} = ω_{X_3} × $(u_{ijk})_{4\times5}$ = （0.0405，0.2494，0.2011，0，0.509）。

四　社会医疗服务的未确知测度

公立医院履行其社会责任，主要通过积极参与和开展各项公益性的社会医疗服务活动，这样不仅能较好地体现其自身的公益性，同时对医疗卫生行业的健康发展起到一定的促进作用。

本书通过对口支援基层医疗机构成效、参加并自发完成各级卫生行政部门制定的应急卫生活动、特需门诊量占总门诊量比例、惠民措施实施情况等 6 个方面对公立医院社会医疗服务进行评价。

首先由于社会医疗服务中的二级评价指标均为定性指标，指标划分等级标准是一致的，所以以双向转诊实施情况为代表根据定性指标等级划分标准构造定性指标的未确知测度函数，如图6－23所示。

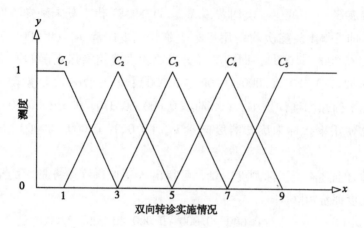

图6－23　定性指标未确知测度函数

通过对A医院社会医疗服务的分析，得到A医院社会医疗服务各个评价指标的实际测量值，如表6－4所示。

表6－4　　　　　　　　　　社会医疗服务评价指标实测值

年份	X_{41}	X_{42}	X_{43}	X_{44}	X_{45}	X_{46}
2011	7.0	7.6	7.8	6.9	6	8.3
2012	8.2	7.9	8.1	7.2	6.5	8.6
2013	8.9	8.3	8.5	7.9	7.1	8.8

准则层Ⅰ层中公立医院社会医疗服务 X_4 及所包含的四个准则层Ⅱ中的指标 X_{41}、X_{42}、X_{43}、X_{44}、X_{45}、X_{46}。

2011年社会医疗服务未确知测度：

将表6－4中的对口支援基层医疗机构成效 $X_{41}=7.0$ 代入定性指标未确知测度函数式中，即可得对口支援基层医疗机构成效指标未确知测度向量 X_{41}（0.000，1.000，0.000，0.000，0.000）；同理可得出参加并自发完成各级卫生行政部门制定的应急卫生活动未确知测度向量 u_{42}（0.300，0.700，0.000，0.000，0.000）；特需门诊量占总门诊量比例指标未确知测度向量 u_{43}（0.500，0.500，0.000，0.000，0.000）；住院特需床位占开放床位比例指标未确知测度向量 u_{44}（0.000，0.950，0.050，0.000，

0.000）；惠民措施实施情况指标未确知测度向量为 u_{45}（0.000，0.500，0.500，0.000，1.000）；双向转诊实施情况指标未确知测度向量 u_{46}（0.650，0.350，0.000，0.000，0.000）。

综合上述 6 个指标测度向量，可得出 A 医院社会医疗服务的指标未确知测度评价矩阵：

$$(u_{ijk})_{6\times5} = \begin{bmatrix} 0.000 & 1.000 & 0.000 & 0.000 & 0.000 \\ 0.300 & 0.700 & 0.000 & 0.000 & 0.000 \\ 0.500 & 0.500 & 0.000 & 0.000 & 0.000 \\ 0.000 & 0.950 & 0.050 & 0.000 & 0.000 \\ 0.000 & 0.500 & 0.500 & 0.000 & 0.000 \\ 0.650 & 0.350 & 0.000 & 0.000 & 0.000 \end{bmatrix}$$

根据社会医疗服务 X_4 中的指标 X_{41}、X_{42}、X_{43}、X_{44}、X_{45}、X_{46} 的权重向量为 $\omega_{X_4} = $（0.204，0.188，0.172，0.158，0.145，0.133），可得 A 医院社会医疗服务指标 X_4 多指标未确知测度向量：$u_{X_4} = \omega_{X_4} \times (u_{ijk})_{6\times5} = $（0.229，0.690，0.080，0.000，0.000）。

同理可得 2012 年社会医疗服务指标 X_4 多指标未确知测度向量：$u_{X_4} = \omega_{X_4} \times (u_{ijk})_{6\times5} = $（0.394，0.570，0.036，0.000，0.000）；及 2013 年社会医疗服务指标 X_4 多指标未确知测度向量：$u_{X_4} = \omega_{X_4} \times (u_{ijk})_{6\times5} = $（0.659，0.341，0.000，0.000）。

五 满意度的未确知测度

提高患者、医务人员及社会对医院的满意度是公立医院实现公益性目标的重要方面之一。对满意度的调查，本书主要通过参考国内外学者所设计的调查问卷，并根据具体医院的实际情况及自身特点设计出来的。其中患者满意度从住院患者和门诊患者及社会满意度三个方面来分析，具体调查内容有医院技术水准、医疗人员服务态度、服务效率、病患就医环境、医患之间的交流沟通、医德医风、医疗收费等方面；医务人员满意度主要包括：工作前景、工作条件、人际关系、社会地位、工作压力和强度、职业风险以及自我发展前景等内容；社会满意度调查内容主要包括：医疗价格认同度、医疗服务质量认同度、医疗服务效率认同度等。

首先根据满意度因素下各个评价指标公益性等级划分标准，构造影响满意度的三个评价指标指标测度函数如图 6 - 24 至图 6 - 26 所示。

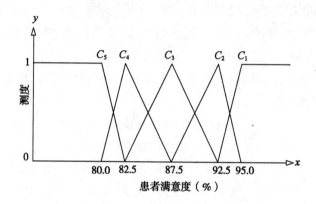

图6－24　患者满意度未确知测度函数

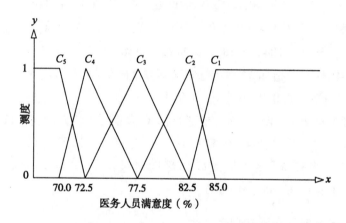

图6－25　医务人员满意度未确知测度函数

通过对 A 医院满意度调查分析，得到 A 医院满意度各个评价指标的实际测量值，如表6－5所示。

表6－5　　　　　　　　满意度评价指标值　　　　　　单位:%

年份	X_{51}	X_{52}	X_{53}
2011 年	95.00	89.00	88.00
2012 年	96.00	90.00	86.6
2013 年	99.25	94.45	87.97

准则层 I 层中公立医院医疗服务效率 X_5 及所包含的四个准则层 II 中

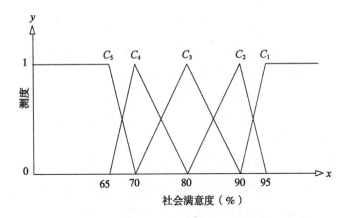

图 6 - 26　社会满意度未确知测度函数

的指标 X_{51}、X_{52}、X_{53}。

将表 6 - 5 中的对患者满意度 X_{51} = 95% 代入定性指标未确知测度函数式中，即可得患者满意度未确知测度向量 X_{51}（1.000，0.000，0.000，0.000，0.000）；同理可得出医务人员满意度未确知测度向量 X_{51}（1.000，0.000，0.000，0.000，0.000）；社会满意度未确知测度向量 X_{51}（0.000，0.800，0.200，0.000，0.000）。

A 医院满意度的单指标未确知测度评价矩阵：

$$(u_{ijk})_{3\times5} = \begin{bmatrix} 1.000 & 0.000 & 0.000 & 0.000 & 0.000 \\ 1.000 & 0.000 & 0.000 & 0.000 & 0.000 \\ 0.000 & 0.800 & 0.200 & 0.000 & 0.000 \end{bmatrix}$$

根据满意度 X_5 中的指标 X_{51}、X_{52}、X_{53} 的权重向量为 ω_{X_5} = （0.400，0.329，0.271），可得到 A 医院 2011 年满意度指标 X_5 多指标未确知测度向量 u_{X5} = ω_{X_5} × $(u_{ijk})_{3\times5}$ = （0.729，0.217，0.054，0，0）。

同理可得 2012 年满意度多指标未确知测度向量：u_{X5} = ω_{X_5} × $(u_{ijk})_{3\times5}$（0.729，0.179，0.092，0.000，0.000）；2013 年满意度多指标未确知测度向量：u_{X5} = ω_{X_5} × $(u_{ijk})_{3\times5}$（0.729，0.022，0.055，0.000，0.000）。

六　A 医院公益性多指标未确知测度

根据上文中影响公立医院公益性的 5 个因素指标未确知测度向量可以确定 A 医院公益性综合评价（2011 年至 2013 年）的多指标未确知测度评价矩阵：

2011 年:

$$(u_{ijk})_{5\times5} = \begin{bmatrix} 0.087 & 0.256 & 0.310 & 0.152 & 0.196 \\ 0.151 & 0.305 & 0.338 & 0.208 & 0.000 \\ 0.140 & 0.129 & 0.082 & 0.139 & 0.509 \\ 0.229 & 0.690 & 0.080 & 0.000 & 0.000 \\ 0.729 & 0.217 & 0.054 & 0.000 & 0.000 \end{bmatrix}$$

2012 年:

$$(u_{ijk})_{5\times5} = \begin{bmatrix} 0.218 & 0.235 & 0.419 & 0.126 & 0.004 \\ 0.151 & 0.305 & 0.338 & 0.208 & 0.000 \\ 0.105 & 0.164 & 0.183 & 0.038 & 0.509 \\ 0.394 & 0.570 & 0.036 & 0.000 & 0.000 \\ 0.729 & 0.179 & 0.092 & 0.000 & 0.000 \end{bmatrix}$$

2013 年:

$$(u_{ijk})_{5\times5} = \begin{bmatrix} 0.392 & 0.288 & 0.280 & 0.096 & 0.000 \\ 0.330 & 0.225 & 0.328 & 0.115 & 0.000 \\ 0.041 & 0.249 & 0.201 & 0.000 & 0.509 \\ 0.659 & 0.341 & 0.000 & 0.000 & 0.000 \\ 0.729 & 0.022 & 0.055 & 0.000 & 0.000 \end{bmatrix}$$

根据表 5 - 4 计算出的影响公立医院公益性的医疗服务质量、医疗服务效率、医疗服务费用、社会医疗服务及满意度五个因素的权重向量为 $W = (0.280, 0.235, 0.193, 0.158, 0.133)$，可得 A 医院 2011 年公益性未确知测度向量为：

$$u_l = \omega_{X_3} \times (u_{ijk})_{4\times5} = (0.2199, 0.2627, 0.2109, 0.143, 0.1554)$$

同理可得 2012 年公益性未确知测度向量为：

$$u_l = \omega_{X_3} \times (u_{ijk})_{4\times5} = (0.276, 0.283, 0.250, 0.092, 0.099)$$

2013 年公益性未确知测度向量为：

$$u_l = \omega_{X_3} \times (u_{ijk})_{4\times5} = (0.396, 0.238, 0.201, 0.053, 0.098)$$

根据取置信度为 $\lambda = 0.6$ 对 A 医院 2011 年公益性评价等级进行识别：

$$u_1 + u_2 + u_3 = 0.220 + 0.263 + 0.211 = 0.694 > 0.6$$

$$k_{2011} = \min\left| k : \sum_{l=1}^{k} u_l > \lambda, k = 1,2,3,\cdots,p \right|$$

$$= \min\left| k : \sum_{l=1}^{k} u_l > 0.6, k = 1,2,3,4,5 \right| = 3$$

同理，A 医院 2012 年公益性评价等级进行识别：

$$u_1 + u_2 + u_3 = 0.276 + 0.283 + 0.250 = 0.809 > 0.6$$

$$k_{2012} = \min \left| k : \sum_{l=1}^{k} u_l > \lambda, k = 1, 2, 3, \cdots, p \right|$$

$$= \min \left| k : \sum_{l=1}^{k} u_l > 0.6, k = 1, 2, 3, 4, 5 \right| = 3$$

A 医院 2013 年公益性评价等级进行识别：

$$u_1 + u_2 = 0.396 + 0.238 = 0.635 > 0.6$$

$$k_{2013} = \min \left| k : \sum_{l=1}^{k} u_l > \lambda, k = 1, 2, 3, \cdots, p \right|$$

$$= \min \left| k : \sum_{l=1}^{k} u_l > 0.6, k = 1, 2, 3, 4, 5 \right| = 2$$

可以判断出 A 医院公益性水平等级：2011 年 Ⅲ 级，且置信度为 0.694；2012 年为 Ⅲ 级，且置信度为 0.809；2013 年为 Ⅱ 级，且置信度为 0.635。结果表明，2011 年和 2012 年该医院公益性水平一般，2013 年该医院公益性水平良好。

第三节　评价结果

根据对 A 医院公益性评价中影响因素的评价指标数据和测量，采用未确知测度评价模型对该院 2011—2013 年的整体公益性水平进行了综合评价，结果显示，该院公益性水平连续三年逐渐呈上升趋势。说明该院在新医改背景下，随着逐年卫生改革力度的不断加大，该院主动持续采取一系列有效措施提高医疗服务质量及医疗服务效率，积极参与社会公共卫生医疗服务，着力控制医疗费用，不断提升医院的社会信誉和满意度。

近年来，A 医院坚持公益性，在各个方面做出了积极的努力：

1. 在服务可及性方面，其不仅在院内提供患者可接受的医疗服务，努力控制了医疗费用过快增长，并为贫困人口提供费用减免政策，同时，连续多年选派副高以上职称医师下乡义诊，帮扶基层医院，把三级医院的医疗水平送到基层群众的门槛；在医疗服务适宜方面，其采取了各种措施加强了对医院职工思想道德与行业作风等方面建设的力度，制定了严格的制度进行规范，坚决防止和杜绝为追求自身利益而导致患者过度检查、过度医疗；

2. 在提高医疗服务质量方面，坚持以医疗质量为核心工作，积极提高医疗技术，培养引进高端人才，推行人性化服务，努力为广大人民群众提供安全、有效、优质的服务；

3. 在提高医疗服务效率方面，树立了"一切为了病人，一切方便病人，一切服务病人"的服务理念，提高广大医务者的服务意识，持续改善服务态度；

4. 在社会责任方面，勇于承担相应的社会责任与义务，积极组织和参与各种社会公益活动。

第七章

应用实例二：三家二级甲等医院
2013 年度公益性横向评价

本章选取某地区三家二甲公立医院（简称 B 医院、C 医院、D 医院），利用基于未确知测度理论的公立医院公益性评价模型进行同地区、同类、同级别医院公益性水平进行横向比较评价。

第一节　三家二级甲等医院概况简介

一　B 医院简介

B 医院 1958 年建成开诊，是一所集医疗、保健、教学、科研于一体的现代化综合医院，承担着全县 100 万人民的医疗、保健和教学、科研任务。是国家"二级甲等医院"、"爱婴医院"，是城镇职工医疗保险定点医院、城镇居民基本医疗保险定点医院和新型农村合作医疗定点医院。医院现开放床位 1000 余张。年门诊病人 25 万余人次，住院病人 3 万余人次。年业务收入 1.41 亿元，拥有职工 860 名，其中高级卫生技术人员 44 名，中级卫生技术人员 213 名。设有内科、外科、妇产科、儿科、骨科、五官科、中医科、急诊科、手术室、检验科、功能检查科、放射科、CT 室等临床、医技、后勤、职能科室 60 个。新院区占地 150 亩，建筑面积 8 万平方米，总投资 2.6 亿元，主要建筑物包括：病房楼 11 层、门诊楼 6 层、放疗中心、营养餐厅、空调锅炉机房等。医院拥有先进配套的医疗设备，主要有德国西门子 1.5T 核磁共振、美国 GE64 排 CT、直线加速器、日本日立 DR 机、美国惠普彩超、飞利浦彩超、C 型臂、日立数字胃肠 X 光机、德国全自动生化分析仪、日本日立 F－820 全自动血液分析仪、意大利全自动生化分析仪、膀胱镜、透析机等设备。

在技术力方面，内科系统可完成各种心、脑血管疾病及呼吸、消化系统等常见及疑难病人的诊治及各种急危重症病人的抢救。外科系统可开展胃癌根治、乳癌根治、各种胆道手术、肺叶切除、中上段食道瘤切除、经尿道前列腺切除、脑肿瘤切除、人工股骨头置换、各种脊椎手术、子宫全切、白内障摘除、人工晶体植入及口腔正畸、修复等大型手术项目。西院区经过改造后仍设有 200 张床位，设有门诊、医技科室及内、外、妇、儿4 个病区，人员精干、技术一流、设备齐全、收费低廉，将最大限度方便患者就医需求。该医院正在随着医疗卫生改革的进一步深化而不断前进，向着更开放、更文明、更现代化、更辉煌的高峰攀登。

二 C 医院简介

C 医院是某市西南地区一所集医疗、教学、康复、保健于一体的综合性二级甲等医院，担负着全县 40 万人民和周边城乡广大人民群众的医疗保健任务，其服务半径为 50 公里。医院占地 30 亩，建筑面积约 2.9 万平方米，目前开放床位 490 张，拥有中、高级技术人员 121 人，其中主任医师 8 人，副主任医师 20 人，主治医师（主管护师、药师、检验师）93名。拥有现代化的全身螺旋 CT、血液透析机、高压氧舱、电子内镜、数字 X 光机、彩超等高新技术设备。拥有现代化的综合 ICU 监护室，能够救治重大手术后严重并发症者，重要器官急性功能不全衰竭者，严重外伤、复合伤患者，需要支持器官功能及严密监护者、各类休克病人、急性严重中毒的病人等。新建成的新生儿病房实行全程服务，无须家长陪护，对新生儿常见病、疑难病等疾病的医治成功率达 95% 以上。

近年来，全院在上级卫生行政部门的直接领导下，紧紧围绕"科学的医院管理、优质的医疗服务、高尚的医德医风、低廉的医疗费用、全心全意为人民服务"这一宗旨，坚持"以人为本、真诚服务、精心治疗、团结奋进"的治院方针，取得了一个又一个佳绩。先后荣获"省创优质服务百佳医院"，省、市"抗非先进集体"、"抗非先进基层党组织"、"全市卫生工作先进单位"等荣誉称号。

三 D 医院简介

D 医院始建于 1949 年，是一家有着 60 多年历史的县级医院。该医院坚持改革创新与发展，1997 年在医院开始大规模建设的过程中，医院业务收入由 1996 年的 550 万元一跃达到 720 万元，而且 1998 年为 802 万元，1999 年为 899 万元，2000 年突破千万元大关。近年来，该医院大力开展了新项目；内科特设脑血管专科、血液磁疗和内窥镜等项目，外科特设脑外、胸外、骨外手术，填补了医疗上的空白，对各种疑难病症的诊断、治疗有了明显提高。

全院拥有 260 张床位的内外妇儿科病房，病房分为高级套间、标准间、普通间三种类型。每间病房都装有空调设备、配有中心供氧系统、电脑病房护理系统等医护设施。除普通间病房外，其他房间还配有卫生间、电话、热水淋浴器等生活设施。为患者在院治疗期间提供了完善、周到、舒适的服务、满足了不同患者的需求。

该院始终坚持"患者第一、服务第一、质量第一、信誉第一"的方针。并在夯实基础苦练内功，展示良好医风树形象，突出特色医疗增效益，更新观念，提高医护水平上下功夫，使医院形成了高效率、低消耗、富有活力的管理运行机制，走出了一条医院建设与发展的成功之路。

该院先后荣获了市"文明单位"、"文明服务示范医院"、"医疗工作先进单位"、"科技工作先进单位"、"国家二级甲等医院"，国家卫生部、联合国儿童基金会、世界卫生组织命名"爱婴医院"等称号。

第二节　三家二级甲等医院公益性评价

把影响二级公立医院公益性的因素分为医疗服务质量（X_1）、医疗服务效率（X_2）、医疗服务费用（X_3）、社会医疗服务（X_4）及满意度（X_5）五个指标，对于整个医院公益性系统来说每个指标都是一个完整的独立的子系统，分别构造未确知测度函数。记医院的未确知测度评价模型的对象空间为 X，则：

$$X = \{X_1, X_2, X_3, X_4, X_5\}$$

评价对象空间中的每个评价指标都含有次级评价指标，由于既有定性指标又有定量指标，所以根据各个评价指标的特点，按照不同的量化方法进行量化。首先在评价空间中一级指标构建未确知函数，然后计算出各个指标中的多指标测度向量。根据第四章所划分的公益性评价等级，直接构造出各个评价指标的未确知测度函数。求出五个指标测度向量，再根据各个一级评价指标的权重计算得到医院公益性多指标测度向量。

　　参照行业习惯划分等级的方法并结合我国公立医院自身运行实际情况，依据评价结果将公立医院公益性评价等级划分为五个等级，即Ⅰ级、Ⅱ级、Ⅲ级、Ⅳ级、Ⅴ级。Ⅰ级医院为优秀医院，该公立医院公益性水平较高；Ⅱ级医院为良好医院，公立医院公益性水平良好；Ⅲ级医院为一般医院，公立医院公益性水平一般；Ⅳ级医院为较差医院，公立医院公益性水平相对较差，需要寻求有效措施进行进一步改善和提升；Ⅴ级医院为差医院，公立医院公益性几乎没有体现，急需要改进。将公立医院公益性评价空间记为：

$$U = \{Ⅰ级、Ⅱ级、Ⅲ级、Ⅳ级、Ⅴ级\} = \{C_1, C_2, C_3, C_4, C_5\}$$

　　且有 $C_i \cap C_j = \phi(i \neq j; i, j = 1, 2, 3, 4, 5)$，在实际情况中，$C_k$ 比 C_{k+1} 的公益性水平较高，记为 $C_k > C_{k+1}(k = 1, 2, 3, 4)$，因此 $\{C_1, C_2, \cdots, C_p\}$ 为评价空间 U 上的一个有序分割类，依据置信度识别准则在有序空间上可以更加客观、准确的确定公立医院公益性等级。

　　运用未确知测度评价模型对 B、C、D 三家二甲医院 2013 年的公益性水平进行评价，下面依次计算三家医院公益性评价五个指标未确知测度。

一　医疗服务质量的未确知测度

　　本书分别从甲级病历率、处方合格率、抗菌药物使用强度以及急危重病人抢救成功率 10 个方面对二级医院的医疗服务质量进行评价。

　　根据二级医院医疗服务质量指标评价等级，构造各个评价指标的指标未确知测度函数 $\mu(x \in c_k)$，以便求出各测度值 μ_{ik}，从而求出公立医院公益性医疗服务质量因素的测度空间（$1 \leq i \leq 10, 1 \leq k \leq 5$）。根据二级医院医疗服务质量指标评价等级划分标准，按分级标准严格划分，C_1 级指标特征值取区间下限值作为 C_1 级标准；C_5 级指标特征值取区间上限值作为 C_5 级标准；C_2、C_3、C_4 级则取区间数的中值作为分级划分标准。

　　根据未确知测度的定义，可以构造出二甲医院甲级病历率 X_{11} 的未确知测度函数：

　　经过验证，所构造的未确知测度函数 $\mu(x \in c_k)$，$0 \leq \mu_k \leq 1$，同时 $\sum_{k=1}^{5} \mu_{ik} = 1$（即符合归一化条件）。如图 7-1 即甲级病历率的未确知测度函数的图形表示法。同理，可以得出二甲医院医疗服务质量因素的另外几

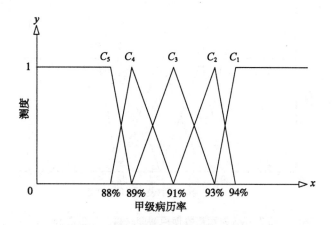

图7-1　甲级病历率未确知测度函数

项评价指标的未确知测度函数如图7-2至图7-10所示。

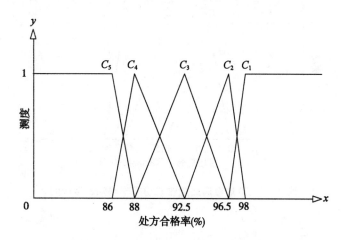

图7-2　处方合格率未确知测度函数

　　然后，通过对三家二甲医院医疗服务质量的分析，得到这三家医院医疗服务质量各个评价指标的实际测量值，如表7-1所示。

表7-1　　　　　　　　　　医疗服务质量评价指标实测值

医院	X_{11} （%）	X_{12} （%）	X_{13} （DDD）	X_{14} （%）	X_{15} （%）	X_{16} （%）	X_{17} （%）	X_{18} （%）	X_{19} （%）	X_{110} （%）
B医院	93.26	97.50	33.13	86.02	90.08	85	98.35	55.69	95	62
C医院	89.63	85.00	34.23	73.06	82.97	87	88.70	45.98	84	72
D医院	78.90	90.00	30.46	78.92	88.90	81	93.02	40.20	91	60

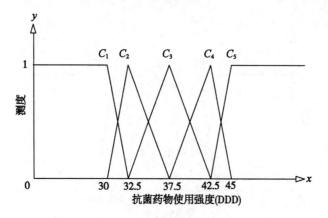

图 7-3　抗菌药物使用强度未确知测度函数

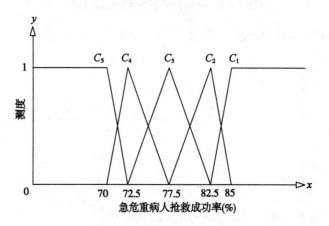

图 7-4　急危重病人抢救成功率未确知测度函数

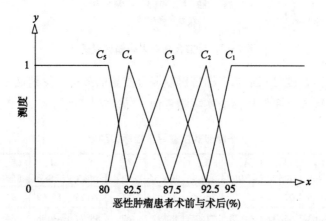

图 7-5　恶性肿瘤患者术前与术后病理诊断符合率未确知测度函数

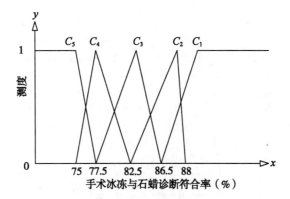

图 7 - 6　手术冰冻与石蜡诊断符合率未确知测度函数

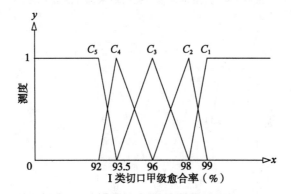

图 7 - 7　Ⅰ类切口甲级愈合率未确知测度函数

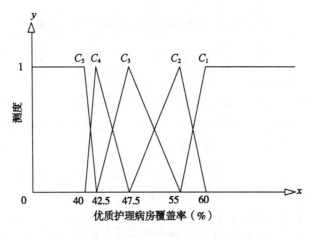

图 7 - 8　优质护理病房覆盖率未确知测度函数

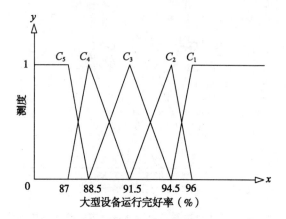

图 7 – 9　大型设备运行完好率未确知测度函数

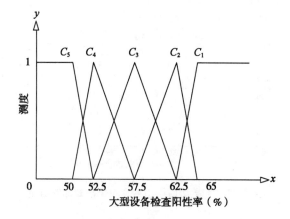

图 7 – 10　大型设备检查阳性率未确知测度函数

准则层 I 层中公立医院医疗服务质量 X_1 及所包含的准则层 II 中的 10 个指标 X_{11}，X_{12}，X_{13}，X_{14}，X_{15}，X_{16}，X_{17}，X_{18}，X_{19}，X_{110}。

B 医院 2013 年医疗服务质量未确知测度：

将表 7 – 1 中的甲级病历率 X_{11} = 93.26% 代入其未确知测度函数式中，即可得甲级病历率的指标测度向量 u_{11}（0.260，0.740，0.000，0.000，0.000）。与甲级病历率的计算方法相同，根据图 7 – 2 所示的处方合格率未测度函数，将表 7 – 1 中所示的处方合格率实测值 X_{12} = 97.50% 代入其未确知测度函数式中，即可得出处方合格率测度向量 u_{12}（0.667，0.334，0.875，0.000，0.000）。

同理可得出抗菌药物使用率指标测度向量 u_{13}（0.000，0.874，

0.126，0.000，0.000）；急危重病人抢救成功率指标测度向量 u_{14} （0.000，0.000，0.660，0.340，0.000）；恶性肿瘤患者术前与术后病理诊断符合率指标测度向量 u_{15} （0.000，0.516，0.484，0.000，0.000）；手术冰冻与石蜡诊断符合率 u_{16} 指标测度向量 （0.000，1.000，0.000，0.000，0.000）；Ⅰ类切口甲级愈合率 u_{17} 指标测度向量 （0.350，0.650，0.000，0.000，0.000）；优质护理病房覆盖率 u_{18} 指标测度向量 （0.138，0.862，0.000，0.000，0.000）；大型设备运行完好率 u_{19} 指标测度向量 （0.333，0.667，0.000，0.000，0.000）；大型设备检查阳性率 u_{110} 指标测度向量 （0.000，0.900，0.100，0.000，0.000）。

综合上述10个指标测度向量，可得出B医院2013年医疗服务质量未确知测度评价矩阵：

$$
(u_{ijk})_{10\times5} = \begin{bmatrix}
0.260 & 0.740 & 0.000 & 0.000 & 0.000 \\
0.667 & 0.334 & 0.000 & 0.000 & 0.000 \\
0.000 & 0.874 & 0.126 & 0.000 & 0.000 \\
0.000 & 0.000 & 0.660 & 0.340 & 0.000 \\
0.000 & 0.516 & 0.484 & 0.000 & 0.000 \\
0.000 & 1.000 & 0.000 & 0.000 & 0.000 \\
0.350 & 0.650 & 0.000 & 0.000 & 0.000 \\
0.138 & 0.862 & 0.000 & 0.000 & 0.000 \\
0.333 & 0.667 & 0.000 & 0.000 & 0.000 \\
0.000 & 0.900 & 0.100 & 0.000 & 0.000
\end{bmatrix}
$$

C医院2013年医疗服务质量未确知测度评价矩阵：

$$
(u_{ijk})_{10\times5} = \begin{bmatrix}
0.000 & 0.000 & 0.315 & 0.685 & 0.000 \\
0.000 & 0.000 & 0.000 & 0.000 & 1.000 \\
0.000 & 0.654 & 0.346 & 0.000 & 0.000 \\
0.224 & 0.776 & 0.000 & 0.000 & 0.000 \\
0.000 & 0.000 & 0.118 & 0.882 & 0.000 \\
0.333 & 0.667 & 0.000 & 0.000 & 0.000 \\
0.000 & 0.000 & 0.000 & 0.000 & 1.000 \\
0.000 & 0.000 & 0.696 & 0.304 & 0.000 \\
0.000 & 0.000 & 0.000 & 0.000 & 1.000 \\
1.000 & 0.000 & 0.000 & 0.000 & 0.000
\end{bmatrix}
$$

D 医院 2013 年医疗服务质量未确知测度评价矩阵：

$$
(u_{ijk})_{10\times5} =
\begin{bmatrix}
0.000 & 0.000 & 0.000 & 0.000 & 1.000 \\
0.000 & 0.000 & 0.444 & 0.556 & 0.000 \\
0.816 & 0.184 & 0.000 & 0.000 & 0.000 \\
1.000 & 0.000 & 0.000 & 0.000 & 0.000 \\
0.000 & 0.280 & 0.720 & 0.000 & 0.000 \\
0.000 & 0.000 & 0.700 & 0.300 & 0.000 \\
0.000 & 0.000 & 0.000 & 0.680 & 0.320 \\
0.000 & 0.000 & 0.000 & 0.080 & 0.920 \\
0.000 & 0.000 & 0.833 & 0.167 & 0.000 \\
0.000 & 0.500 & 0.500 & 0.000 & 0.000
\end{bmatrix}
$$

其中，u_{ijk} 为准则层 I 中 x_1 所包含的第 j 个指标属于等级 k 程度，即 X_1 中第 j 个指标的未确知测度值。

根据医疗服务质量 X_1 中的指标 X_{11}、X_{12}、X_{13}、X_{14}、X_{15}、X_{16}、X_{17}、X_{18}、X_{19}、X_{110} 的权重向量 ω_{X_1} = (0.138, 0.129, 0.119, 0.110, 0.102, 0.094, 0.086, 0.080, 0.074, 0.069)，可得 B 医院 2013 年医疗服务质量指标 X_1 多指标未确知测度向量：$u_{X_1} = \omega_{x_1} \times (u_{ijk})_{10\times5}$ = (0.1887, 0.4601, 0.2689, 0.0812, 0.000)；同理可得：C 医院 2013 年医疗服务质量指标 X_1 多指标未确知测度向量：u_{X_1} = (0.1249, 0.2259, 0.1524, 0.2088, 0.289)；D 医院 2013 年医疗服务质量指标 X_1 多指标未确知测度向量：u_{X_1} = (0.2071, 0.085, 0.2927, 0.1772, 0.2391)。

二　医疗服务效率的未确知测度

本书通过平均住院日、床位周转次数、择期手术术前平均住院日、临床路径完成率等 8 个方面对二甲医院医疗服务效率进行评价。

首先根据医疗服务效率因素下各个评价指标公益性等级划分标准，构造影响医疗服务效率的 8 个评价指标指标测度函数如图 7 - 11 至图 7 - 18 所示。

然后，通过对 B、C、D 三家医院医疗服务效率的分析，得到这三家医院医疗服务效率各个评价指标的实际测量值，如表 7 - 2 所示。

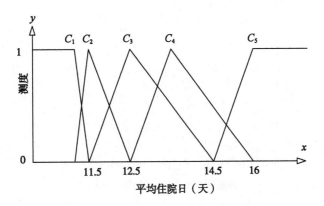

图7-11 平均住院日未确知测度函数

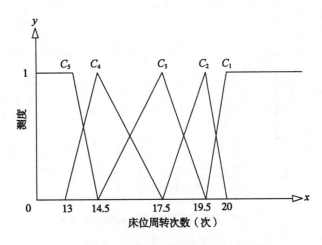

图7-12 床位周转次数未确知测度函数

表7-2 　　　　　　　　　医疗服务效率评价指标实测值

医院	X_{21}（天）	X_{22}（次数）	X_{23}（天）	X_{24}（%）	X_{25}（%）	X_{26}（分钟）	X_{27}（小时）	X_{28}（分钟）
B医院	11.13	17.85	2.12	56.41	92	3.7	49.50	9.30
C医院	11.96	12.21	2.21	50.25	91	6.5	45.65	15.00
D医院	14.21	14.56	3.02	49.89	89	5.8	48.09	11.00

准则层 I 层中公立医院医疗服务效率 X_2 及所包含的八个准则层 II 中的指标 X_{21}、X_{22}、X_{23}、X_{24}、X_{25}、X_{26}、X_{27}、X_{28}。

B医院2013年医疗效率未确知测度：

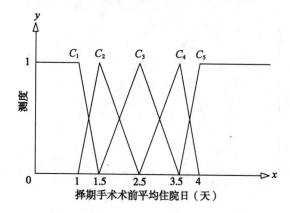

图 7-13　择期手术术前平均住院日未确知测度函数

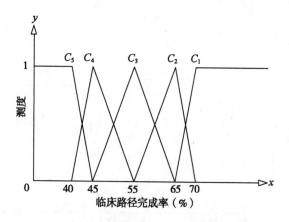

图 7-14　临床路径完成率未确知测度函数

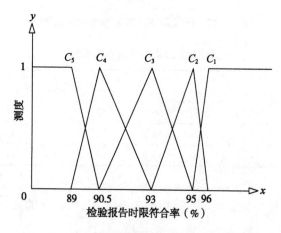

图 7-15　检验报告时限符合率未确知测度函数

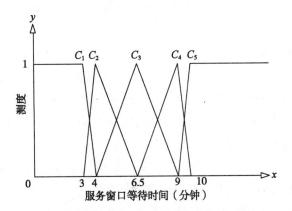

图 7 – 16 服务窗口等待时间未确知测度函数

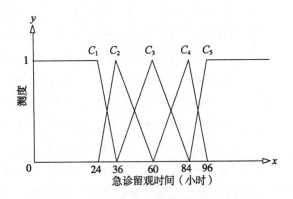

图 7 – 17 急诊留观时间未确知测度函数

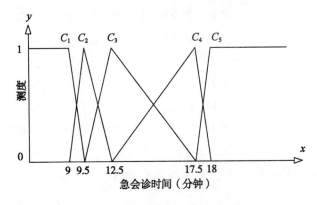

图 7 – 18 急会诊时间未确知测度函数

将表 7 – 2 中的平均住院日 $X_{21} = 11.13$ 代入其未确知测度函数式中，

即可得出平均住院日指标测度向量 u_{21}（0.740，0.260，0.000，0.000，0.000）；同理可得出床位周转次数指标测度向量 u_{22}（0.075，0.925，0.000，0.000，0.000）；择期手术术前平均住院日指标测度向量 u_{23}（0.000，0.380，0.620，0.000，0.000）；临床路径完成率指标测度向量 u_{24}（0.000，0.141，0.859，0.000，0.000）；检验报告时限符合率指标测度向量 u_{25}（0.000，0.000，0.600，0.400，0.000）；服务窗口等待时间指标测度向量 u_{26}（0.300，0.700，0.000，0.000，0.000）；急诊留观时间指标测度向量 u_{27}（0.000，0.438，0.562，0.000，0.000）；急会诊时间指标测度向量 u_{28}（0.400，0.600，0.000，0.000，0.000）。

综合上述 8 个指标测度向量，可得出 B 医院 2013 年医疗服务效率的指标未确知测度评价矩阵：

$$
(u_{ijk})_{8\times5} = \begin{bmatrix}
0.740 & 0.260 & 0.000 & 0.00 & 0.000 \\
0.075 & 0.925 & 0.000 & 0.000 & 0.000 \\
0.000 & 0.380 & 0.620 & 0.000 & 0.000 \\
0.000 & 0.141 & 0.859 & 0.000 & 0.000 \\
0.000 & 0.000 & 0.600 & 0.400 & 0.000 \\
0.300 & 0.700 & 0.000 & 0.000 & 0.000 \\
0.000 & 0.438 & 0.560 & 0.000 & 0.000 \\
0.400 & 0.600 & 0.000 & 0.000 & 0.000
\end{bmatrix}
$$

可得出 C 医院 2013 年医疗服务效率的指标未确知测度评价矩阵：

$$
(u_{ijk})_{8\times5} = \begin{bmatrix}
0.540 & 0.460 & 0.000 & 0.000 & 0.000 \\
0.000 & 0.000 & 0.000 & 0.000 & 1.000 \\
0.000 & 0.290 & 0.710 & 0.000 & 0.000 \\
0.000 & 0.000 & 0.525 & 0.475 & 0.000 \\
0.000 & 0.000 & 0.000 & 0.667 & 0.333 \\
0.000 & 0.000 & 1.000 & 0.000 & 0.000 \\
0.000 & 0.598 & 0.402 & 0.000 & 0.000 \\
0.000 & 0.000 & 0.375 & 0.625 & 0.000
\end{bmatrix}
$$

可得出 D 医院 2013 年医疗服务效率的指标未确知测度评价矩阵：

$$(u_{ijk})_{8 \times 5} = \begin{bmatrix} 0.145 & 0.855 & 0.000 & 0.000 & 0.000 \\ 0.000 & 0.000 & 0.020 & 0.980 & 0.000 \\ 0.000 & 0.000 & 0.480 & 0.520 & 0.000 \\ 0.000 & 0.000 & 0.489 & 0.511 & 0.000 \\ 0.000 & 0.000 & 0.000 & 0.000 & 1.000 \\ 0.000 & 0.280 & 0.720 & 0.000 & 0.000 \\ 0.000 & 0.496 & 0.504 & 0.000 & 0.000 \\ 0.000 & 0.500 & 0.500 & 0.000 & 0.000 \end{bmatrix}$$

根据计算医疗服务效率 X_2 中的指标 X_{21}、X_{22}、X_{23}、X_{24}、X_{25}、X_{26}、X_{27}、X_{28} 的权重向量 ω_{X_2} =（0.163，0.151，0.139，0.128，0.118，0.108，0.100，0.092），可得 B 医院 2013 年医疗服务效率指标 X_2 多指标未确知测度向量：$u_{X_2} = \omega_{X_2} \times (u_{ijk})_{8 \times 5}$ =（0.1687，0.4124，0.3707，0.0472，0.000）；同理可得 C 医院 2013 年医疗服务效率指标 X_2 多指标未确知测度向量：u_{X_2} =（0.088，0.1751，0.3486，0.197，0.1903）；D 医院 2013 年医疗服务效率指标 X_2 多指标未确知测度向量：u_{X_2}' =（0.0236，0.2652，0.3065，0.2857，0.118）。

三　医疗服务费用的未确知测度

本书通过住院次均费用、门诊次均费用、药品收入占业务收入的比例以及基本药物使用率 4 个方面对二甲医院的医疗服务费用进行评价。

首先，根据二甲医疗服务费用因素下各个评价指标公益性等级划分标准，构造影响医疗服务费用的四个评价指标未测度函数如图 7 – 19 至图 7 – 22 所示。

其次，通过对 B、C、D 三家医院医疗服务费用的分析，得到三家医院医疗服务费各个评价指标的实际测量值，如表 7 – 3 所示。

表 7 – 3　　　　　　　医疗服务费用评价指标实测值

医院	X_{31}（元）	X_{32}（元）	X_{33}（%）	X_{34}（%）
B 医院	3966.45	88.65	35.20	62.35
C 医院	3509.52	85.63	37.82	60.55
D 医院	3789.20	82.62	32.89	64.32

准则层 I 层中公立医院医疗服务费用 X_3 及所包含的四个准则层 II 中

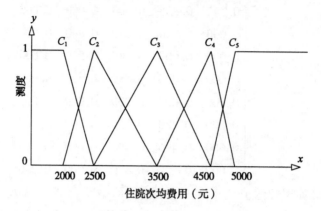

图7-19　住院次均费用未确知测度函数

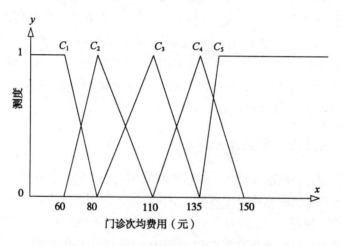

图7-20　门诊次均费用未确知测度函数

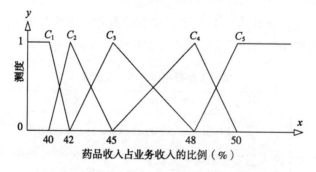

图7-21　药品收入占业务收入的比例未确知测度函数

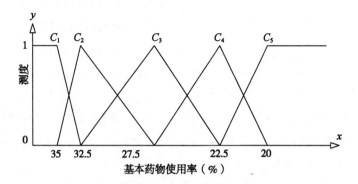

图 7 - 22　基本药物使用率未确知测度函数

的指标 X_{31}、X_{32}、X_{33}、X_{34}。

B 医院 2013 年医疗服务费用未确知测度：

将表 7 - 3 中的住院次均费用 X_{31} = 3966.45 代入其未确知测度函数式中，即可得出住院次均费用指标未确知测度向量 u_{31}（0.000，0.000，0.534，0.466，0.000）；同理可得出门诊均次费用指标未确知测度向量 u_{32}（0.000，0.712，0.288，0.000，0.000）；药品收入占业务收入的比例指标未确知测度向量 u_{33}（1.000，0.000，0.000，0.000，0.000）；基本药物使用率指标未确知测度向量 u_{34}（0.000，0.735，0.265，0.000，0.000）。

综合上述 4 个指标测度向量，可得出 B 医院 2013 年医疗服务费用的指标未确知测度评价矩阵：

$$(u_{ijk})_{4\times5} = \begin{bmatrix} 0.000 & 0.000 & 0.534 & 0.466 & 0.000 \\ 0.000 & 0.712 & 0.288 & 0.000 & 0.000 \\ 1.000 & 0.000 & 0.000 & 0.000 & 0.000 \\ 0.000 & 0.735 & 0.265 & 0.000 & 0.000 \end{bmatrix}$$

得出 C 医院 2013 年医疗服务费用的指标未确知测度评价矩阵：

$$(u_{ijk})_{4\times5} = \begin{bmatrix} 0.949 & 0.051 & 0.000 & 0.000 & 0.000 \\ 0.821 & 0.179 & 0.000 & 0.000 & 0.000 \\ 1.000 & 0.000 & 0.000 & 0.000 & 0.000 \\ 0.555 & 0.445 & 0.000 & 0.000 & 0.000 \end{bmatrix}$$

得出 D 医院 2013 年医疗服务费用的指标未确知测度评价矩阵：

$$(u_{ijk})_{4 \times 5} = \begin{bmatrix} 0.711 & 0.289 & 0.000 & 0.000 & 0.000 \\ 0.913 & 0.087 & 0.000 & 0.000 & 0.000 \\ 1.000 & 0.000 & 0.000 & 0.000 & 0.000 \\ 0.932 & 0.068 & 0.000 & 0.000 & 0.000 \end{bmatrix}$$

根据医疗服务费用 X_3 中的指标 X_{31}、X_{32}、X_{33}、X_{34} 的权重向量 $\omega_{X_3} = (0.327, 0.270, 0.221, 0.182)$，可得 B 医院 2013 年医疗服务费用指标 X_3 多指标未确知测度向量 $u_{X_3} = \omega_{X_3} \times (u_{ijk})_{4 \times 5} = (0.221, 0.326, 0.3006, 0.1524, 0.0)$。

同理可得：C 医院 2013 年医疗服务费用指标多指标未确知测度向量：$u_{X_3} = \omega_{X_3} \times (u_{ijk})_{4 \times 5} = (0.854, 0.146, 0.0, 0.0, 0.0)$；D 医院 2013 年的医疗服务费用指标多指标未确知测度向量：$u_{X_3} = \omega_{X_3} \times (u_{ijk})_{4 \times 5} = (0.8696, 0.1304, 0.0, 0.0, 0.0)$。

四　社会医疗服务的未确知测度

公立医院履行其社会责任，主要通过积极参与和开展各项公益性的社会医疗服务活动，这样不仅能较好地体现其自身的公益性，同时对医疗卫生行业的健康发展也起到一定的促进作用。

本书通过对口支援基层医疗机构成效、参加并自发完成各级卫生行政部门制定的应急卫生活动、特需门诊量占总门诊量比例、惠民措施实施情况等 6 个方面对三家二甲医院社会医疗服务进行评价。

首先由于社会医疗服务中的二级评价指标均为定性指标，指标划分等级标准是一致的，所以以双向转诊实施情况为代表根据定性指标等级划分标准构造定性指标的未确知测度函数，如图 7 - 23 所示。

通过对 B、C、D 三家医院社会医疗服务的分析，得到三家医院社会医疗服务各个评价指标的实际测量值，如表 7 - 4 所示。

表 7 - 4　　　　　　　　　社会医疗服务评价指标实测值

医院	X_{41}	X_{42}	X_{43}	X_{44}	X_{45}	X_{46}
B 医院	8.7	7.6	5.2	5.3	5.2	7.2
C 医院	8.5	7.9	4.9	6.2	5.3	8.1
D 医院	7.6	8.3	7.6	7.1	6.8	7.9

准则层 I 层中公立医院社会医疗服务 X_4 及所包含的四个准则层 II 中

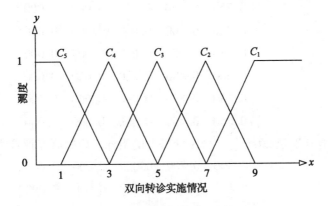

图 7-23 定性指标未确知测度函数

的指标 X_{41}、X_{42}、X_{43}、X_{44}、X_{45}、X_{46}。

B 医院 2013 年社会医疗服务未确知测度：

将表 7-4 中的对口支援基层医疗机构成效 $X_{41}=8.7$ 代入定性指标未确知测度函数式中，即可得对口支援基层医疗机构成效指标未确知测度向量 X_{41} (0.850，0.150，0.000，0.300，0.700)；同理可得出参加并自发完成各级卫生行政部门制定的应急卫生活动未确知测度向量 u_{42} (0.300，0.700，0.000，0.000，0.000)；特需门诊量占总门诊量比例指标未确知测度向量 u_{43} (0.000，0.1000.900，0.000，0.000，0.000)；住院特需床位占开放床位比例指标未确知测度向量 u_{44} (0.150，0.850，0.000，0.000，0.000)；惠民措施实施情况指标未确知测度向量为 u_{45} (0.100，0.900，0.000，0.000，0.000)；双向转诊实施情况指标未确知测度向量 u_{46} (0.100，0.900，0.000，0.000，0.000)。

综合上述 6 个指标测度向量，可得出 B 医院 2013 年社会医疗服务的指标未确知测度评价矩阵：

$$(u_{ijk})_{6\times5} = \begin{bmatrix} 0.850 & 0.150 & 0.000 & 0.000 & 0.000 \\ 0.300 & 0.700 & 0.000 & 0.000 & 0.000 \\ 0.000 & 0.100 & 0.900 & 0.000 & 0.000 \\ 0.150 & 0.850 & 0.000 & 0.000 & 0.000 \\ 0.100 & 0.900 & 0.000 & 0.000 & 0.000 \\ 0.100 & 0.900 & 0.000 & 0.000 & 0.000 \end{bmatrix}$$

C 医院 2013 年社会医疗服务的指标未确知测度评价矩阵：

$$(u_{ijk})_{6 \times 5} = \begin{bmatrix} 0.750 & 0.250 & 0.000 & 0.000 & 0.000 \\ 0.300 & 0.700 & 0.000 & 0.000 & 0.000 \\ 0.950 & 0.050 & 0.000 & 0.000 & 0.000 \\ 0.600 & 0.400 & 0.000 & 0.000 & 0.000 \\ 0.150 & 0.850 & 0.000 & 0.000 & 0.000 \\ 0.550 & 0.450 & 0.000 & 0.000 & 0.000 \end{bmatrix}$$

可得出 D 医院 2013 年社会医疗服务的指标未确知测度评价矩阵：

$$(u_{ijk})_{6 \times 5} = \begin{bmatrix} 0.300 & 0.700 & 0.000 & 0.000 & 0.000 \\ 0.650 & 0.350 & 0.000 & 0.000 & 0.000 \\ 0.300 & 0.700 & 0.000 & 0.000 & 0.000 \\ 0.050 & 0.950 & 0.000 & 0.000 & 0.000 \\ 0.900 & 0.100 & 0.000 & 0.000 & 0.000 \\ 0.450 & 0.550 & 0.000 & 0.000 & 0.000 \end{bmatrix}$$

根据社会医疗服务 X_4 中的指标 X_{41}、X_{42}、X_{43}、X_{44}、X_{45}、X_{46} 的权重向量为 $\omega_{X_4} = (0.204, 0.188, 0.172, 0.158, 0.145, 0.133)$，可得 B 医院社会医疗服务指标 X_4 多指标未确知测度向量 $u_{X_4} = \omega_{X_4} \times (u_{ijk})_{6 \times 5} = (0.2813, 0.5639, 0.1546, 0.000, 0.000)$。

同理可得 C 医院 2013 年社会医疗服务指标 X_4 多指标未确知测度向量：$u_{X_4} = \omega_{X_4} \times (u_{ijk})_{6 \times 5} = (0.5625, 0.4375, 0.000, 0.000, 0.000)$；及 D 医院 2013 年社会医疗服务指标 X_4 多指标未确知测度向量：$u_{X_4} = \omega_{X_4} \times (u_{ijk})_{6 \times 5} = (0.4332, 0.5668, 0.000, 0.000, 0.000)$。

五 满意度的未确知测度

首先根据满意度因素下各个评价指标公益性等级划分标准，构造影响二甲医院满意度的三个评价指标指标测度函数如图 7 - 24 至图 7 - 26 所示。

通过对 B、C、D 医院满意度调查分析，得到 B、C、D 医院满意度各个评价指标的实际测量值，如表 7 - 5 所示。

表 7 - 5 　　　　　　　满意度评价指标值　　　　　单位：%

医院	X_{51}	X_{52}	X_{53}
B 医院	82.27	78.05	72.30
C 医院	78.16	82.28	89.36
D 医院	73.25	75.96	90.23

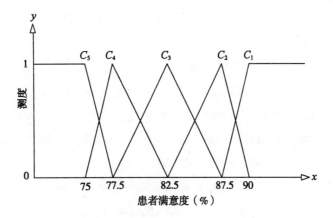

图 7－24　患者满意度未确知测度函数

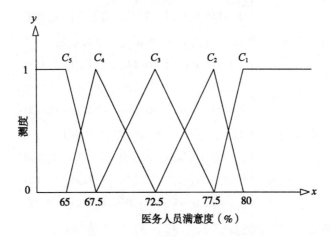

图 7－25　医务人员满意度未确知测度函数

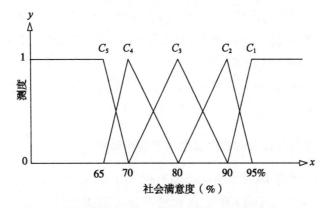

图 7－26　社会满意度未确知测度函数

准则层Ⅰ层中公立医院医疗服务效率 X_5 及所包含的四个准则层Ⅱ中的指标 X_{51}、X_{52}、X_{53}。

将表7-5中的对患者满意度 $X_{51} = 82.27\%$ 代入定性指标未确知测度函数式中，即可得患者满意度未确知测度向量 X_{51}（0.000，0.000，0.954，0.046，0.000）；同理可得出医务人员满意度未确知测度向量 X_{51}（0.220，0.780，0.000，0.000，0.000）；社会满意度未确知测度向量 X_{51}（0.000，0.000，0.230，0.770，0.000）。

B医院2013年满意度的单指标未确知测度评价矩阵：

$$(u_{ijk})_{3\times5} = \begin{bmatrix} 0.000 & 0.000 & 0.954 & 0.046 & 0.000 \\ 0.220 & 0.780 & 0.000 & 0.000 & 0.000 \\ 0.000 & 0.000 & 0.230 & 0.770 & 0.000 \end{bmatrix}$$

C医院2013年满意度的单指标未确知测度评价矩阵：

$$(u_{ijk})_{3\times5} = \begin{bmatrix} 0.000 & 0.000 & 0.110 & 0.890 & 0.000 \\ 0.000 & 0.000 & 0.956 & 0.044 & 0.000 \\ 0.000 & 0.936 & 0.064 & 0.000 & 0.000 \end{bmatrix}$$

D医院2013年满意度的单指标未确知测度评价矩阵：

$$(u_{ijk})_{3\times5} = \begin{bmatrix} 0.000 & 0.000 & 0.000 & 0.000 & 1.000 \\ 0.000 & 0.846 & 0.154 & 0.000 & 0.000 \\ 0.046 & 0.954 & 0.000 & 0.000 & 0.000 \end{bmatrix}$$

根据满意度 X_5 中的指标 X_{51}、X_{52}、X_{53} 的权重向量为 ω_{X_5} =（0.400，0.329，0.271），可得到B医院2013年满意度指标 X_5 多指标未确知测度向量 $u_{X_5} = \omega_{X_5} \times (u_{ijk})_{3\times5}$ =（0.0724，0.2566，0.4439，0.2271，0）。

同理可得C医院2013年满意度多指标未确知测度向量 $u_{X_5} = \omega_{X_5} \times (u_{ijk})_{3\times5}$ =（0.0，0.2537，0.3759，0.3705，0.000）；D医院2013年满意度多指标未确知测度向量 $u_{X_5} = \omega_{X_5} \times (u_{ijk})_{3\times5}$ =（0.0125，0.5369，0.0507，0.0，0.4）。

六　三家二甲医院公益性多指标未确知测度

根据上文中影响公立医院公益性的5个因素指标未确知测度向量可以确定三家医院2013年公益性综合评价的多指标未确知测度评价矩阵：

B 医院：

$$(u_{ijk})_{5 \times 5} = \begin{bmatrix} 0.187 & 0.632 & 0.144 & 0.037 & 0.000 \\ 0.169 & 0.412 & 0.371 & 0.047 & 0.000 \\ 0.221 & 0.326 & 0.301 & 0.152 & 0.000 \\ 0.281 & 0.564 & 0.155 & 0.000 & 0.000 \\ 0.072 & 0.257 & 0.444 & 0.227 & 0.000 \end{bmatrix}$$

C 医院：

$$(u_{ijk})_{5 \times 5} = \begin{bmatrix} 0.125 & 0.226 & 0.152 & 0.209 & 0.289 \\ 0.088 & 0.175 & 0.349 & 0.197 & 0.190 \\ 0.854 & 0.146 & 0.000 & 0.000 & 0.000 \\ 0.563 & 0.438 & 0.000 & 0.000 & 0.000 \\ 0.000 & 0.254 & 0.376 & 0.371 & 0.000 \end{bmatrix}$$

D 医院：

$$(u_{ijk})_{5 \times 5} = \begin{bmatrix} 0.207 & 0.085 & 0.293 & 0.177 & 0.239 \\ 0.024 & 0.265 & 0.307 & 0.286 & 0.118 \\ 0.869 & 0.131 & 0.000 & 0.000 & 0.000 \\ 0.433 & 0.567 & 0.000 & 0.000 & 0.000 \\ 0.013 & 0.537 & 0.051 & 0.000 & 0.400 \end{bmatrix}$$

根据表 7 - 5 计算出的影响公立医院公益性的医疗质量、医疗效率、医疗费用、社会医疗活动及满意度五个因素的权重向量为 $W = (0.280, 0.235, 0.193, 0.158, 0.133)$，可得 B 医院 2013 年公益性未确知测度向量为：

$$u_l = \omega_{X_3} \times (u_{ijk})_{4 \times 5} = (0.189, 0.460, 0.269, 0.081, 0.000)$$

同理可得 C 医院 2013 年公益性未确知测度向量为：

$$u_l = \omega_{X_3} \times (u_{ijk})_{4 \times 5} = (0.309, 0.235, 0.175, 0.154, 0.126)$$

D 医院 2013 年公益性未确知测度向量为：

$$u_l = \omega_{X_3} \times (u_{ijk})_{4 \times 5} = (0.302, 0.272, 0.161, 0.117, 0.148)$$

根据取置信度为 $\lambda = 0.6$ 对 B 医院 2013 年公益性评价等级进行识别：

$$u_1 + u_2 = 0.189 + 0.460 = 0.649 > 0.6$$

$$k_B = \min \left| k : \sum_{l=1}^{k} u_l > \lambda, k = 1, 2, 3, \cdots, p \right|$$

$$= \min \left| k : \sum_{l=1}^{k} u_l > 0.6, k = 1, 2, 3, 4, 5 \right| = 2$$

同理，C 医院 2013 年公益性评价等级进行识别：

$$u_1 + u_2 + u_3 = 0.309 + 0.235 + 0.175 = 0.7193 > 0.6$$

$$k_C = \min \left| k : \sum_{l=1}^{k} u_l > \lambda, k = 1,2,3,\cdots,p \right|$$

$$= \min \left| k : \sum_{l=1}^{k} u_l > 0.6, k = 1,2,3,4,5 \right| = 3$$

D 医院 2013 年公益性评价等级进行识别：

$$u_1 + u_2 + u_3 = 0.302 + 0.272 + 0.161 = 0.735 > 0.6$$

$$k_D = \min \left| k : \sum_{l=1}^{k} u_l > \lambda, k = 1,2,3,\cdots,p \right|$$

$$= \min \left| k : \sum_{l=1}^{k} u_l > 0.6, k = 1,2,3,4,5 \right| = 3$$

可以判断出 B 医院 2013 年公益性水平等级为 Ⅱ 级，且置信度为 0.649；C 医院、D 医院 2013 年公益性水平位等级均为Ⅲ级，且置信度分别为 0.719 及 0.735。结果表明 B 医院 2013 年的公益性水平位良好，C、D 医院的公益性水平均为一般，并且 D 医院的公益性水平略高于 C 医院。

第三节　评价结果

本章采用未确知测度评价模型对 B、C、D 三家二级医院 2013 年的整体公益性水平进行了综合横向评价，从三家二甲医院 2013 年公益性水平综合排序来看，结果显示，B 医院公益性评价等级为良好，C、D 两家医院公益性评价等级为一般，综合本研究选定的公益性评价指标及三家医院的公益性指标数据分析可知，造成三家医院公益性评价等级存在差异的主要因素归纳如下几点：

首先，三家医院所处的地理位置及规模不同。B 医院处在某市郊区，且规模相对较大，具有良好的地理位置优势。因此，急危重病人的抢救成功率、优质护理病房、甲级病历率、处方合格率、大型设备检查阳性率、床位周转次数等高优指标相对较大。而 C、D 两家医院地理位置相对较偏僻，规模及医院影响力均赶不上 B 医院。

其次，三家医院的财政补助不同，B 院的财政预算补助收入占总收入比例三年的均值达到 9.08%，而 C、D 医院只占到 6.08% 及 6.23%。这在一定程度上影响了 C、D 医院在公共卫生服务及医疗技术水平等方面的完成提高水平，导致这两家医院的公益性总体水平一般。政府提高财政补助比例，将有助于二甲医院的收入增加，有利于公立医院公益性的逐步提高。

最后，B医院与C、D两家医院相比，建立了高效的绩效奖惩制度，激励了医务工作者的积极性，B医院尤其是在涉及服务窗口等候时间、平均住院日等方面明显低于其他两家医院。

第八章

公立医院回归公益性途径研究

第一节　政府主导公立医院公益性的回归

公立医院医疗服务属于公共服务，公共服务最容易出现市场失灵，这说明了政府干预的合理性。政府干预的方式包括生产、资助和监管，目的是促进公平、提高效率。市场失灵的原因主要包括传统意义上的纯公共品（如国防）、外部性（如环境污染）、自然垄断或不完全竞争（如电力）以及不完全信息或信息不对称（如医疗服务）。政府主导公立医院回归公益性，需要吸收借鉴外国的成功经验，但不能盲目照搬，而应该从我国实际出发，在详细了解我国公立医院实情的基础上进行全面分析，明确公立医院的目标，了解其自身所具备的实力，协调好利益相关者之间的关系，逐步推进主导公立医院向公益性的回归，并不断总结在此过程中所取得的经验教训，提高政府的主导力。从现阶段来说，政府应从制度变革、认识转变、监管到位、投入增加等方面入手，发挥好政府的主导作用。

一　加快公立医院改革步伐

新医改进展比较顺利，公立医院成为最后一个堡垒，但这个堡垒必须攻破。公立医院要在坚持上下联动、内增活力、外加推力的原则指导下，加快改革步伐。主要做到以下几点：

1. 探索积极有效的管理形式，以解决好政事不分、管办不分、医药不分、营利性与非营利性不分的问题。

2. 处理好二、三级公立医院与基层机构的分工协作关系，加大公立医院对基层机构的支持力度，使两者各司其职，公立医院主要负责攻克难关，提升水平，基层机构则侧重于保基本，看好常见病。

3. 完善公立医院内部运行机制，诊断流程应以人为本，以病人为中心，规范医生的不良医疗行为，为病人营造一个温馨的就医环境。

4. 引入市场竞争机制，满足群众多样化的医疗卫生服务需求，建立多元化的医疗机构。同时，鼓励社会资本参与医疗服务，也可以增强公立医院的竞争意识，提高自身活力，但必须加强对各类医疗机构的监管。针对目前药价虚高的问题，尤其要健全基本药物采购招标机制，改革基本药物的采购招标管理办法和流程，增强市场监管力度，从而切断不合理的利益链，使病人既看得起病，又买得起药。同时对于那些实行基本药物制度但资金匮乏的基层医疗卫生机构，要切实地将政府补偿机制予以施行，从而保证这些机构的日常运行。还要建立公立医院有激励有约束的内部运行机制、促进公立医院在稳步改革中健康发展。

公立医院改革启动三年来，北京、上海和一些试点城市深入推进，取得了一定成效，首先，便民惠民措施与体制机制改革同步推行。诸多惠民便民政策如预约挂号、高质量护理服务、双休日和节假日开放门诊等不仅让人民群众直接得到了实惠，而且也推动医疗体制机制改革的进程。当然，这些改革措施在推进的过程中遇到了各式各样的问题，比如人员编制、人事分配、收费过低等问题。但这些问题的出现也给我们解决问题制造了契机，可以说，它们推动了多方共同探索解决方案的进程，加快了改革的步伐。另外，改革应在北京、上海、广州等大城市里的大医院里率先进行，这样才能找准公立医院的典型突出问题。

公立医院改革在一些关键环节上要敢于突破。首先，要完善医疗服务体系，优化资源配置，使人民群众看得上病、看得好病。在这方面要对公立医院体系架构有所规划，有两个龙头要抓住，一个是三级医院，一个是县级医院。建立一个机制，就是纵向流动机制，形成分级医疗、双向转诊，并建立法规制度来保障，否则无序看病的局面难以解决。要千方百计扩充医疗资源，提高服务水平，大力推进规范化住院医生培训和全科医生培养。其次，探索形成合理的补偿机制，使人民群众看得起病。要在不增加老百姓负担的前提下调整价格，关键是补多少、降多少、升多少，同时要在总额预付的基础上解决看病问题，这个机制不调整，改革不可能到位。要建立对公立医院的约束机制和激励机制，激励机制事关投入政策，约束机制则是管理问题。管理是医疗行业的软肋，对各种所有制形式的医院如何监管、评审及评价，要下大功夫。县乡级医院改革首要任务是能力建设，最终目的是使县乡医院的患者转出率大大下降，把病人留在基层。同时，又防止乡镇医院人员吃财政饭后看病积极性降低而把病人推向上级医院倾向。在大医院和基层医院间形成合理的分工协作机制，不仅能提高资源的利用效率，也能提高基层卫生医疗机构的服务水准和能力。同时，还应鼓励办医格局多元化，利用社会力量，集中社会资源，促进医疗资源的合理流动和医院之间的良性化竞争。

二 加大对公立医院财政投入

1. 逐步加大政府财政投入

目前公立医院存在一系列问题，如基建改造、大型设备购置等资金匮乏等，负债经营普遍存在，要防止公立医院逐利倾向，政府就要加大对公立医院的财政投入力度，逐步提高对公立医院基建改造、大型设备购置的经费投入，减轻公立医院的经济负担。同时也应积极采取措施，针对人民群众尤其是贫困弱势群体存在的"看病难、看病贵"现状，使人民群众感受到经济社会发展带来的健康保障实惠。

2. 建立科学合理的财政补助体系

要建立科学的财政补助体系，首先，要建立科学合理的财政补助拨付指标体系，用按效益、工作量和医院级别进行补助的办法取代按人头拨付经费的办法。这不但能使医院精减人员，提高效益，还能促使医院根据自身特点开展新业务，学习新技术，加强医院内涵建设。医院将更多的精力投入到质量管理和成效管理上，必将带来更大的经济效益和社会效益。其次，政府在对高、精、尖贵重仪器设备的购置进行宏观调控的过程中，要坚持需要、效益和公平的原则，统筹规划、区域协调，结合地方的实际情况合理规划，有效避免滥购置、滥检查等浪费医疗卫生资源等问题的发生。

3. 建立财政投入监督反馈机制

一方面，政府在制定卫生投入政策时，应充分考虑到各地的实际情况和各种影响因素，比如地理位置、经济差异以及实际使用者的可行性等，加强对医疗服务、药品生产、设备准入等相关环节的监管，完善相关保障政策，从而保证卫生投入公平可及，避免随意地进行卫生投入。另一方面，由于政府投入主要来自于税收，对公立医院进行投入所需的各种资源和经费预算包括在政府的公共财政支出之中。所以，必须健全卫生投入的监督反馈机制，制定合理的资源分配政策，接受纳税人的公开监督，为财政投入提供坚实的法律基础和制度保障。

4. 医疗投入也要讲效益。在优化公立医院财政投入让百姓受益的同时，也要注意一些项目设置欠精确、管理水平不高等问题，监管考核医疗投入的效益。随着国家人均卫生经费补助标准的提高，医疗服务均等化的政策保障、能力建设、长效机制等"短板"应尽快补齐。

三　积极转变政府职能

在传统计划经济体制下，往往由政府出资办医院，政府管理医院，从而导致政府和医院之间"管办合一""政事合一"，进而出现政府"大包大揽"，履行职责过程中"错位"、"越位"、"缺位"等诸多问题。如今在市场经济体制下，要改变政府与医院的关系，明确政府职责，把政府出资办医院、宏观管理医院与医院自主管理区分开来。

1. 政府应明确职责

一方面，政府应重新界定自身在公立医院发展中的角色定位，使其既能满足市场经济健康运行的客观要求，又能符合卫生事业发展的客观规律。另一方面，政府应集中有限的人力、财力、物力，以经济和法律手段为主、行政手段为辅，综合运用各种管理手段引导和规范市场，切实履行宏观调控和信息提供、监督管理、保障市场公平竞争等微观经济管理和社会服务职能。

2. 医院管理体制改革之前，政府与医院之间是行政隶属关系而改革之后，医院与政府之间应该变成监管的关系，从而使医政职能分开，有效解决医政职能错位的问题，真正落实医疗机构属地化管理的政策。此外，政府应对医疗机构实行分类管理、分类指导，即政府应对不同类别的医疗机构制定不同的政策和管理办法。

3. 中央政府与地方政府应明确分工

中央政府应以宏观管理为主，重点研究、制订区域卫生规划，减少直接办医院的数量。而地方政府才是兴办公立医院的主体，从而实现全行业的属地化管理，在区域内进行统一规划管理。

4. 各级卫生行政部门必须转变观念，重新进行角色定位

在现在的医疗服务体系中，政府卫生行政部门的主要立场是维护医疗机构的利益，这种观念和角色定位显然是错误的。因此，卫生行政部门应

积极调整其在医疗服务体系中的位置，站在维护公众利益的立场上，营造公平竞争的医疗服务市场环境。发挥政府、专业协会、中介机构等各种社会力量对医院的监管，促进监管机制的多元化，加强对药品生产、采购、配送、使用等环节的监管。同时，要整顿药品生产流通秩序，积极促进药品生产流通的规模化和现代化，改变目前企业规模小、数量多、监管难的状况。严格企业和药品准人，加强质量监管，确保药品安全有效。

5. 政府要在遵循国家法律法规要求的范围内，实现统筹兼顾、区域协调

政府在制定卫生事业发展的计划和资源配置标准时，要坚持平衡发展、优化资源配置的原则，合理调整卫生资源的布局和结构，改善目前我国卫生资源分布不均的状况，实现卫生资源的最优配置和最大效益。在进行卫生资源的区域配置过程中，尤其要改善农村地区医疗卫生资源匮乏现象，提高广大农村地区的疾病预防和医治能力。

四　加大政府对公立医院的监管力度

监管是政府有组织的强制性行为。在公共卫生体系内的众多利益相关者之中，医疗服务提供者处于主导地位，具有绝对优势。因此，政府卫生行政主管部门应加大对公立医院的监管力度，将其监管职能落到实处。以往政府与医院"管办合一"的体制使政府既担当"裁判员"又担当"教练员"，从而导致政府在医疗卫生系统中职能的"错位"、"越位"、"缺位"。这种关系混乱的状况必须予以根治。加大政府对公立医院的监管力度，首先要改革政府与医院的关系，将公立医院的所有权和管制权分开，所有权归国资委或其他行业管理机构掌握，管制权由政府卫生行政主管部门所有，使政府独立行使对公立医院的监督权。

1. 严格公立医院的公益性标准，并严格监督、考核和评价

在我国，公立医院是医疗服务的主要提供者，服务宗旨是恪守公益性，这就要求政府对公立医院进行准确定位。通过法规政策和财政奖励来监督医院管理和医生行为，使医院能真正做到把公众的利益放在首位，满足社会公众尤其是患者的健康需求，解决公众的健康之忧，为社会经济发展提供稳固的保障。

通过公立医院改革，政府要对改革调整后存留下来的公立医院，制定系统的、严格的标准以确保其公益性。比如按照当地的社会发展水平和医

疗保障水平来对医疗进行收费；按照患者的病情需求安排检查、药物和医护人员，合理检查，合理用药，合理治疗，做到客观公正；学习和借鉴国外先进的管理方法和体制，实现标准化管理，最终使其公益性得到最大程度的发挥和体现。

2. 建立严格有效的医药卫生监管体制

（1）规范公立医院的设置条件和标准。规范准入规定，把好进口关，严格控制医院、人员和项目的准入；对服务内容和范围作出明确规定；健全卫生服务技术规范和工作章程；构建考核指标评价体系；完善信息管理系统建设；加强医疗队伍的专业化、标准化建设；加强药品和器械监管，确保医药安全等。

（2）加强社会监管机构对政府卫生投入的监督管理。社会监督检查和审计机构要各司其职，依法监督政府卫生投入资金的拨付和使用状况。对公立医院的经费使用效果进行严格考核评价，奖惩结合，确保财政补助资金实现最大效益。同时，严格专款专用制度，卫生部和财政部共同组织有关项目的立项、评审、实施、检查和验收等一系列工作流程，照章办事。

（3）加强对公立医院收支的监管。首先，有关部门要制定科学、合理的公立医院财务管理办法，保障公立医院的公益性。对公立医院的收支范围、标准作出明确规定，并将其纳入公共财政预算体系，实现收入和支出分开管理。其次，对公立医院的技术路线选择进行监管，用临床路径取代高端路径，以尽可能选择低廉、高效的技术，与经济和社会发展水平相一致。要健全公立医院资产状况考核体系，要考虑到服务项目完成情况和居民满意度等因素，保障考核的客观公正性，为政府拨付财政补助提供客观依据。

3. 建立完善的医疗信息共享平台

由于医疗卫生信息系统的不完善，甚至缺失，导致各级各类医疗机构之间信息无法共享和医疗资源的浪费，造成医疗机构内部、医疗机构之间、医疗机构与本行业或其他行业之间出现了"技术孤岛"、"业务孤岛"和"信息孤岛"，也造成了重复检查、过度用药等不良现象。医院之间没有一个良好的医疗信息共享平台，缺乏医疗服务中最基本的、涉及治疗历史各方面的充足可靠的资料，严重影响和制约了医疗机构的发展和医疗服务质量的提高，也是导致"看病贵"的内在因素之一。

畅通、高效的信息系统是卫生管理和监督体系建立的前提和基础，它应通过政府的主导作用，加强公立医疗机构之间尤其是城乡医疗机构之间的协作配合，并加强与一些技术实力雄厚的产学研实体的积极合作来构建。完善的医疗信息共享平台的建成，不仅能实现人民群众健康档案的信息共享，而且能促进各级各类医疗卫生机构之间的协作。目前多数公立医院内部已经建立和完善医疗保障信息系统，下一步医疗卫生信息平台建设的重点就是实现医疗机构之间信息系统的对接，大力推广公民医疗健康信息"一卡通"等办法，不仅方便医保、农合病人就医，而且增加了医疗服务的透明度。

五 优化公立医院的财政补偿机制

现阶段，我国财政对公立医院的补偿方式大都是20世纪80年代确定的按人员数或床位数对公立医院进行补助的方式，甚至有些地区公立医院人员数在不断增加但财政补偿多年没有增加。事实上，这种财政补助方式并不合理，因为公立医院的人员数和床位数多、规模大，公立医院的服务量不一定大，服务质量及服务效率、患者满意度并不一定高，两者之间并非正相关关系。所以，在新医改的过程中，政府必须对这种不合理的补助方式进行改革，制定合理的公立医院财政补助预算标准，建立科学的指标体系，使政府对公立医院的财政投入与医院服务质量、公益活动情况和医疗资源利用率等指标相结合。

1. 财政用于医疗服务的补助从主要"补助供方"向主要"补助供需双方"转变。"补需方还是补供方"一直以来都是医改过程中的一个颇受争议的话题，其争论的核心在于新一轮医改中新增财力是投入到医疗保险还是投入给非营利性医疗机构，换句话说，就是"补需方还是补供方"即是否要选择医疗保险的方式来解决我国"看病难、看病贵"的难题。持"补需方"观点的人认为，政府应将资金投入到医疗保险，而非投入给公立医院，通过市场化竞争来提高医疗机构的工作效率，降低服务价格。与之相反，持"补供方"观点的人认为，由于我国目前尚未建立起完善的激励机制和约束机制，建立全民免费医疗才是最好的医改模式。这两种观点虽然都有一定的合理性，但也都存在一定的片面性。结合我国目前的实际，最好的选择应该是"补供方与补需方并重"，即一方面，政府通过财政支持公立医院的基础设施建设、大型设备购置等支出，并根据公立医院担负公共服务的多少给予财政补偿，减轻公立医院为吃饭、发展而带来的经济负担，防止其过度追求经济收入和结余，支持和保证公立医院为患者提供公益性的、质优价廉的服务；另一方面，政府通过建立全民医疗保险，使广大人民群众能够享受到经济发展成果带来的健康保障发展，尤其要在政策上扶持社会弱势群体的看病就医，防止因病致贫现象的发生，从而实现最基本的医疗公平。这种两者兼顾的做法正是政府医改措施的努力方向。

就医疗服务而言，直接向需方提供补助既有利于确保社会成员人人享有基本的医疗服务，避免贫困人口在患病时因支付能力不够而被剥夺基本生活甚至生存的权利，也有利于理顺医疗服务提供者和需求者之间的关系，促进公立医院的合理竞争和健康发展。而优化对公立医院的财政补助机制，加大政府财政对公立医院的补助，在很大程度上取决于公立医院回归公益性改革的进展情况。在医疗机构改革完成之前以及改革之后保留下来的公立医院，应该考虑给予必要的专项发展建设补助，一般不再给予经常性补助和一般医疗服务补助，以保证公立医院在恪守公益性基础上实现可持续发展。

2. 财政对公立医院的补助要从"养人办事"向"办事养人"转变。无论是对公共卫生服务机构的补助，还是对医疗机构的补助，都要强调"办事养人"，一方面是因为政府的投入是为了向社会提供必要的公共服务，办事是目的，养人只是手段。另一方面是因为"办事养人"、"养人办事"相比，可以通过"购买服务"的方式更好地利用市场机制，降低提供公共卫生和医疗服务的成本。"新医改"在推进公立医院改革方面做了一次全新的突破，明确提出采取政府"购买服务"这一新模式对公立医院进行补偿机制改革。这种服务购买，指的是政府基于公共利益的考虑，通过对某些公共卫生服务、医疗服务进行全额或部分的购买，当然，其具体实施过程是通过市场竞争的方式向拥有资质的提供方进行招标采购，以实现服务的效率和质量的统一。同时，采取以"购买服务"为主的补偿机制，其前提条件是合理测算出补助基数，否则，政府财政补助就缺乏客观依据，进而导致医疗资源配置无效、政府补助不当等一系列问题。因此，政府应认真核算各种医疗服务项目的成本，测算出科学的补助基数，为政府财政补助提供切实可行的依据。通过政府购买这一方式，把"养人办事"转变为"办事养人"，从而有效地推进医疗卫生体制和机制改革。

六 健全相关的法律保障

就目前而言，相关法律制度的缺失是影响医疗行业健康发展的一大障碍。除了几年前卫生部颁布的《医院管理机构管理条例》《医疗机构管理条例实施细则》与《中外合资、合作医疗机构管理暂行办法》几部法规外，目前我国在医院产权属性的国家法律和行政法规建设上还是比较欠缺的，尚无一部正规的法律法规。

1. 要建立健全法律法规，为政府对公立医院进行管理提供法律依据。合理划分中央政府和地方政府财政投入的责任，将对公立医院的补偿机制写入法律法规之中，促进公立医院管理的法制化进程。

2. 法律法规要对地方政府的财政投入作出明确规定，包括地方财政投入应占当地财政收入的份额、卫生投入增长幅度要高于经常性财政支出的增长幅度，以确保政府投入到医疗卫生服务领域的资金比重不断提高，从而保证地方政府对公立医院提供充足的资金支持。

3. 完善考核政府绩效评估内容。新医改要落到实处，光喊口号是远远不够的，在对政府绩效进行考核时，应考虑到医改的效果和政府责任的履行等指标，使政府切实担负起应有的责任，让广大人民群众享受到新医改带来的实惠。

七 改革医疗保险支付形式

结合我国国情，要大力度推进医保支付方式改革，推行总额预付。所谓总额预付，其实是医保结算的一种方式。一般指医疗保险经办机构通过与定点医疗机构协商，确定在一定时期内支付给医疗机构的医疗保险费用总额，并预付给医疗机构包干使用，用于购买一定数量和质量的医疗服务。如果实际发生费用超支，超支部分由医疗机构自己承担。实际上，医保总额预付和收支两条线之间依旧存在悖论，所以须进一步改革现有的收支两条线政策。因为在收支两条线的机制下，当实行总额预付后，结余的资金如果不能拨付给医疗机构，必然将明显降低医院采购和医生使用治疗手段的积极性。

八 建立公立医院公益性评价方法

建立科学的评价方法是促进公立医院公益性回归的重要手段。公立医院的公益性使得社会公众在享受健康保障权利的同时，也具有监督评议的权利，因此，应充分发挥社会对公立医院的监督作用。一方面，要求公立医院必须加强自身的公开性和透明度建设，实行院务公开，让广大公众及时了解到医院的各种信息，主动接受社会各方面的监督。另一方面，鼓励社会各界加强对公立医院的各项事务进行监督评议，以维护自身的合法权益。然而，我们在实际生活中对公立医院的公益性进行评价时，由于缺乏科学、量化的标准，带有较大的主观性和片面性。因此，政府应树立科学监督、标准监督、和谐监督的理念，建立科学的指标评价体系，依靠专门的评估机构，采用科学的评估方法对公立医院的公益性进行综合评价，将评估结果予以公布，接受公众监督。而社会各界的监督和评价能够进一步约束或激励公立医院的行为，加快公立医院回归公益性的进程。本研究的评价模型就是侧重从政府角度评价公立医院公益性比较合适，如果从社会角度，那么应把政府作为量化列入评价指标。

第二节　公立医院积极主动回归公益性

《关于公立医院改革试点的指导意见》强调了公立医院公益性质的不可动摇性，并要求公立医院始终坚持将维护人民健康权益放在第一位，这就是新医改中公立医院改革的基调。公立医院是政府创办的公益性事业单位，不以营利为目的。坚持公立医院的公益性质，要求公立医院在经营过程中提供医疗服务时，必须把社会效益放在首位。

一　建立科学的管理体制

1. 实现管办分开，完善医院法人治理结构

新医改方案明确要求：医疗机构的管理要坚持政事分开、管办分开、医药分开、营利性与非营利性分开的原则。其中"政事分开、管办分开"就是要建立现代医院管理的治理结构，推进医院管理的职业化进程。按照现代企业制度的要求，公立医院要建立法人治理结构，其关键是要做到将医院财产所有权、经营权和监督权这三项权力分开，并由不同的职能部门分别行使，而"管办分开"就是这其中的核心所在。所谓"管办分开"就是要让所有的公立医院成为真正独立的法人实体，也就是也要让所有公立医院与相关卫生行政部门脱离行政隶属关系，取消所有的公立医院的行

政级别。公立医疗卫生机构的财产所有权应归国资委或其他行业主管部门所有，由国资委或其他行业主管部门负责其财产的增值和保值。同时，公立医院的院长也由国资委或其他行业主管部门产生，院长将负责对医院的独立产权进行运作、经营和管理。公立医疗卫生机构的监督权由卫生行政部门来行使，卫生行政部门应对公立医院所提供的医疗服务质量进行评价和监督；应保证公立医院的财政运作正常；应保证公立医院遵循各类医疗卫生法律法规及规章制度；应监管公立医院在公益性及医疗事故纠纷上的处理。公立医院的法人治理结构的建立，有利于实现国家作为举办出资人、卫生行政部门作为行业监管部门、院长作为医院管理的直接责任人的产权清晰、监管到位、管理高效的现代医院治理结构，有助于推进医院管理的职业化进程和现代化进程。

2. 加快医院管理的职业化进程

加快医院管理的职业化进程的关键在于建立一支专业化的管理队伍，这对公立医院的全面、协调、可持续发展是至关重要的，领导者的素质在一定程度上决定了这只管理队伍的整体素质。西方国家出色医院的院长多为行政管理、工商管理出身，而我国的公立医院院长一般由业务骨干产生，不少院长是"主业搞业务，业余搞管理"，不能全身心地投入专业化的管理活动。虽然相关部门规定院级领导不得兼任科室主任，但不兼主任不等于不搞业务。实现专业化、职业化管理是当务之急。同时，我们也应当创新院长产生方式，实行竞争的公开化，择优聘任，完善对院长的监督、管理、考核和激励机制。现代的科学化的医院管理者，要求具有专业的科学化管理的知识和技能、具有现代市场化的经营理念，并知法懂法，具有创新精神和竞争精神的职业化管理干部。医院的管理队伍，应以院长为核心，组成一个知识结构和年龄配置合理的具备专业管理素质的团队，以市场经营新理念和开拓创新能力，解决医疗机构僵化、运转不灵、资源浪费和服务滞后等一系列弊病，从而构建科学、高效、可持续的运营体系，来适应市场经济环境下复杂多变的外部环境。总而言之，医院管理人员素质的提高，对我国卫生事业改革有着重要意义，并有助于实现我国医院管理的职业化和现代化进程。

二　建立健全激励机制

李克强副总理在多次会议上强调：工作在医疗卫生服务第一线的广大

医务人员，应主动承担起医疗卫生体制改革的重任，成为体制改革的主力军。提高医务人员的积极性，要在提高收入上得到体现，同时还要在提高社会认可度上得到体现。将医务人员积极性转化为优质医疗服务，公立医院要建立健全一个系统、完整、科学的激励机制，从而实现医院及职工的长久、稳定、可持续发展。

1. 创新物质激励机制

公立医院应借鉴现代企业管理中的薪酬机制，创新现有的物质激励机制，从而使员工在良性竞争中给医院创造更多的经济效益。首先，应更改现有的个人收入分配机制。医务人员的绩效工资应不与开药和检查挂钩，也不应与业务收入挂钩，而应与工作的质（病种、项目）、量、技术难度、效率（平均住院日）、满意度等指标挂钩；但科室绩效应与支出紧紧挂钩，如看技术难度越高的病，绩效等级应该越高，奖金也应该越多，这将极大地激发医务人员挑战高精尖技术、努力学习钻研技术和为老百姓治疗疑难杂症的热情。除此之外，也应该让员工意识到个人的发展与医院的整体发展有着密切的联系，这样不仅能够充分调动员工自身的积极性，也有利于医院的整体效益和长远发展。其次，应完善员工的社会保障机制。应保证员工在养老、失业、医疗、生育时的基本生活不受影响，同时应根据社会经济的发展，逐步增加福利待遇水平，从根本上提高员工的生活质量，解决其后顾之忧，为医院引进人才、保留人才、健康稳定的发展创造良好的环境和条件。

2. 创新精神激励机制

公共医疗卫生机构在创新物质激励机制的同时，还应与之相结合创新精神激励机制，从而完善整个激励机制。

（1）增强员工的参与意识。医疗机构在运营管理中，应使员工树立参与意识，使员工认识到医院的发展与个人的发展是息息相关的，并使员工树立主人翁意识，从内心热爱自己的岗位，热爱集体，热爱单位。医院可以通过开展公开竞争、择优录取、民主评议及推选活动挖掘医院内在潜能，激发员工工作动力，在自我激励中与医院共同发展。

（2）完善沟通机制。我们可以从利克特的"支持关系"理论看出，以员工为中心而不是以工作为中心的管理方式，可以提高员工的内聚力和士气。以员工为中心的重点就在于及时沟通，及时沟通能帮助医院与员工之间、员工与员工之间增强了解和信任，并能在工作中及时解决问题，互相协调互相支持。

（3）完善培训体系，建立评估制度。从员工的实际职业技能需要出发，进行深入的调查研究及分析，制订出合理高效的员工培训计划，并制定完善的评估系统和反馈机制，对培训的效果进行系统的评估，并通过受训者的反馈建议来总结经验教训，为今后的培训奠定基础。

三　改革医疗收费方式

1. 合理调整医疗服务的收费标准

目前我国为了确保医疗卫生机构的公益性和福利性，国家物价部门特别制定了医疗服务收费标准，对医疗服务的价格进行控制，所以我国医疗服务的价格长期以来定价偏低。除了不能反映出医疗服务真正的价值外，更迫使医院为了生存和发展，出现了在医疗服务以外的方面进行加价的不合理现象。所以，应在合理的范围内，适当提高医疗服务的收费标准，与此同时，也应该注意各服务项目的分类管理。首先，应提高基本医疗服务的收费标准。目前基本医疗服务收费普遍偏低，如手术费、常规诊疗费和一般设备检查费等，然而，这些项目的实施实际上是一种复杂劳动，医务人员的知识价值和技术成本应该得到更高的体现。如果不适当提高这些基本医疗服务的收费标准，不仅不利于医院本身的发展，也不利于医务人员提高工作积极性和实现自己价值的成就感。其次，应降低大型医疗设备检查的收费标准，对于大型医疗设备检查收费高的现象在我国似乎已经成了司空见惯的事情，有些医疗机构和人员，为了增加效益，诱导患者进行不必要的大型医疗设备检查。为防止这种现象的发生，同时也为服务更广大的人群，医疗机构应适度降低大型医疗设备检查的收费标准。

2. 取消药品加成，设立药事服务费

以往政府提倡通过实施药品加成增加收入的办法，来解决具有功利性的医疗机构的补偿问题，并且在一定程度上适当的允许医疗机构在一定比例上提高药品的价格，更由于一些公立医院的趋利性过强，从而造成了开大方、开贵方和开不必要的药品的行为，增加了"看病贵"，成为公立医院的一大"风景"。新医改方案强调，应通过设立药事服务费、实行药品购销差别加价来逐步取消和改善药品加成的政策，补偿医院在药品采购和管理过程中的成本支出，促进医生开出适宜治疗的处方，为患者拿出经济高效的治疗方案。

一般来说，药品加成的费用包括医生开出的处方费和药品管理费，所以药事服务费就必须包括这两项费用来弥补医院在药品处方和药品管理方面所支出的费用。

药事服务费的设定必须按照一定的标准，由专业人员通过合理的调查和计算来制定，药事服务费不宜过高，且与药品的售价不直接挂钩。在实施的过程中也必须通过严格有力的监管来防止医院一方通过增加服务费的方式增加不合理的收入。

3. 推行单病种收费

单病种收费，实质是医院对单纯性疾病按照疾病分类确定支付额度的医疗费用收费方式，它一方面增加了医院控制医药费用的压力，另一方面改变了目前医疗服务项目价格不合理、医院不得不过分依靠检查、药品收入弥补的现象，给予医院自我调整规范医疗服务行为的空间。单病种付费制度的实施，可以明显降低统筹支付金额和患者个人担负金额，改变医院以住院天数和实际消耗付费计价的传统做法，在一定程度上降低了医疗服务体系的整体成本，通过医院本身来激发自己的改革动力，从而提高医院在整个市场上的综合实力，使其最具有竞争力。

实行单病种收费的基础是构建基于临床路径的诊疗方式，临床路径作为一种诊疗过程标准管理的工作，临床路径的核心是将某种疾病关键性的检查、治疗、护理等活动标准化，确保患者在正确的时间、正确的地点，得到正确的诊疗服务。针对病种要求，通过临床路径识别和清除过度或无效的医疗行为，引导医生依据合理的过程开展医疗工作，促进医务人员医疗行为的规范化。通过减少诊疗流程中的变异和临床决策，持续改善医疗质量和患者安全，提高医务人员整体的技术服务水平。这有利于医、患和医院管理者三方互相促进，互相补充，互相制约，共同研究诊疗最佳方案；有利于使患者了解自己的诊疗信息，增加诊疗的透明度，使患者满意度增加。随着医学科学技术的不断发展，临床路径表也需要及时修订完善，使其具有更强的可操作性，对医疗质量管理的法制化、制度化、规范化、标准化具有重大的现实意义。

四　加强医院的内部监督

公立医院对自身公益性实现要加强自我监督和内审。选调责任心强、业务精的员工组成一个监督小组，随时抽查医院医疗服务质量、医疗服务效率、医疗服务收费、公益性活动开展等情况。把患者满意度作为考核医务人员综合服务水准的主要指标，与职称评定、岗位绩效工资水平直接挂钩，从而使为病人服务成为医务人员服务的"金标准"。要对每一位出院患者进行满意度问卷调查，对满意度达不到标准的，要追究相关人员责任，将结果与年终考核挂钩，决定是否续聘。要对红包、回扣等现象实行"零容忍"制度。对于被监察核实医德医风有问题的员工，不论是谁，发现拿红包、收回扣者，一律按相关规定严肃处理。鼓励员工努力为病人做好服务，努力降低人力成本和物耗，使员工、科室、医院、病人和国家的利益都紧密融为一体。

五 优化人力资源管理

实现人才的优化配置和提高人才管理绩效是公立医院内部用人制度的重点。要充分按照国家有关事业单位改革的要求，根据医疗服务工作的实际需要，以效能、精干为要求，严格从招聘到录用到岗位管理到考核整个流程，做到定编定岗、公开招聘、合同聘用、岗位管理和绩效考核。通过这一切，最终形成医院人才素质不断提高、支撑医院可持续发展的良好态势。

1. 通过实行扁平化的管理方式，减少管理层级，最终达到优化组织结构的目的。一是医院行政管理机构高度精简。减少行政后勤管理人员，医院绝大部分编制应用于临床和医辅部门等一线部门，医院后勤实行全面的社会化，这样可以很好地提高运行效率，减少人力成本。二是护理实行垂直管理，并担负起全面管理病房的责任。同时调整护理和医疗的管理模式。医疗行为不固定在特定病区开展，同一科室的病人可以分布在任何楼层，护理站和医疗科室的关系类似于"机场"和"飞机"的关系，打破了传统的病区护理依附于医疗科室的管理模式，这一管理模式可以更加充分地利用空间、设备和护理资源。

2. 创新用人制度。在用人制度方面，应该根据事业发展情况科学合理核定人员编制，对职工采用岗位管理取代身份管理。所有应聘员工要破除终身制的干部管理制度，实行评、聘分开的选拔用人制度，高职称、高学历可能低职位聘用，而低职称、低学历也能高职位聘用，一切以医德医风、管理能力和业务技术水平为准。这些将会大大提高医院用人的灵活性。

（1）公开竞争，择优录取。医疗机构应改革现有的用人模式，创新人才的选拔任用制度，使员工在公平的环境里公开竞争。同时采用招标、推选等多种方式，选拔聘用优秀的人才。

（2）改革创新分配机制。把技术创新及工作量等因素与薪酬制度紧密挂钩，充分调动人员的积极性，创造更多的价值，为医院和个人带来更大的利益。

（3）鼓励技术创新。要加强技术创新和人员培训机制，鼓励优秀人才充分参与技术创新工作，为患者提供更科学更高效的服务，为医院创造更多的效益。

（4）规范人才晋升机制。规范现有的人才晋升机制，实现管理人员和技术人员的分流。

六　执行现代财务管理制度

降低成本是保证公立医院正常运行的重要基础。要加强医院成本核算与预算管理，降低运行成本，提高运行绩效，走质量效益型道路，促进医院科学管理水平的提高和良性发展。以经济学中的质量和效益的有机统一为前提，以对医疗服务成本的核算和控制作为二者的连接基础，突出以医疗服务水平、态度、环境优质为重心的质量和以医院的经济运行畅通、高效、低耗为重心的效益相结合。

通过实行与公立医疗机构性质相适应的收支运行管理制度来加强公立医院成本核算工作。通过严格预算管理，加强财务监管和运行监管，达到进一步完善财务、会计管理制度的目的。

七　加强职业道德建设

公立医院要本着医院的公益性质和功能定位，加强职业道德建设，让医院成为一个拥有高尚的医德医风、勤政廉洁的干部队伍，大批爱岗敬业的医务人员共同进行精神文明建设的以公益性为主导的通道。

1. 通过强化制度建设来落实职业道德建设。公立医院要通过严格、高效的制度建设来提升医院员工的道德建设水平。制度不能只挂在墙上了事，要建立完善行之有效的规章制度和奖惩办法。对违反职业道德规定的人员，要按照规定认真处理，实行降聘、缓聘或解聘制度，力求用制度约束和规范职工的职业道德行为。

2. 通过提高职工素质来落实职业道德建设。医院要切实地通过提高医疗技术水平和医务人员的业务素质来最大限度地减少误诊误治的现象。通过普及和加强医患交流技巧培训，在为病人提供全程服务的过程中渗透人文关怀，消除病人对医护人员的抵触心理。医院要重视医疗质量，强化医务人员的法律意识，维护病人的隐私权和知情权，构建以人为本的医疗服务平台，营造文明和谐的医疗氛围。病人不单需要肉体上的治疗，更需要情感上真诚的关注和抚慰。作为医生，不仅要为病人解决病痛，更应该理解病人心理，消除病人的心理阴影。医务人员要善于与病人沟通，加强人际沟通，彼此信任，消除误解。医生要充分理解病人，强化角色意识，医德医术并重，协调社会关系，多方关心病人，才能有效地减少冲突，做到医患和谐有序。

3. 通过强化职业道德建设来提高社会效益。社会公益性和福利性相统一是社会主义卫生事业的性质，这就导致医疗卫生服务必须坚持全心全意为人民服务的宗旨，将社会效益放在第一位，而不能市场化。实现这个目标，就要求公立医院必须在坚持社会效益第一的原则下，强化职业道德建设。坚持三不变：救死扶伤的原则不变、为病人提供优质服务的标准不变、为人民群众提供最佳服务的保障不变。

八 改善医院就医环境

1. 推行"以病人为中心"的服务模式。由医院床位统一调度、各科护理站具体管理床位的模式，加快床位使用率和周转率，缓解住院难，从而提升治疗的水平和服务质量。

2. 通过联合诊疗和互相借鉴其他学科精华的方式，以病种为中心，组建联合的医生队伍，建立治疗模式，建立更加科学合理的诊疗路径，为疾病诊断治疗提供指导。同时，要建立访问病人病情的随访体系和临床数据库。

3. 建立手术室调度中心，取消传统科室固有的界限，优化配置手术室的资源。

4. 保证门诊时间的灵活性，并尽可能地通过拓展服务时间来满足公众的需求。

5. 保证医疗辅助服务的专业性，比如通过建立配送中心、启动中央运输、中央厨房和保洁队伍等集中高效地运用资源，以此来达到培训和服务的专业性。

6. 改善流程。优化门诊大楼的布局设置和流程改进，门诊病人分区候诊，为病人提供更好的就医环境；可以考虑在分楼层设置收费处，划价收费一次完成；各诊区、病房提供打印或查询检验报告服务；开展现场或电话预约挂号服务等，处处彰显"以人为本"的关怀服务。

第三节　全社会要在公立医院回归公益性过程中担当责任

卫生事业是政府实施一定福利政策的社会公益事业。"社会公益事业"的含义之一就意味着要全社会共同关心，共同参与，虽然要讲政府主导，但政府要充分相信和注重发挥市场力量。只有当市场确实出现失灵的情况时（供给不足或无法供给），政府才应当成为公共服务领域的产品与服务的安排者，而且一旦社会发展和技术进步使得某类产品和服务可以由市场来提供时，政府应适时坚决退出。政府的责任也是有限的，社会的力量无穷，各方力量要积极参与，共同促进公立医院公益性回归，促进公立医院健康可持续发展。

一　形成多元化办医格局

目前85%以上的医院、90%以上的床位都属于公立医院，公立医院在我国整个医疗体系中处于绝对优势地位。公立医院回归公益性改革不仅需要政府主导、公立医院主动，更需要竞争环境、需要外加推力，而外加推力之一就是多元化办医格局的形成。我国允许、鼓励、支持社会力量参与进来，改变公立医院独占鳌头的垄断局面，盘活医疗服务市场。《中共中央国务院关于深化医药卫生体制改革的意见》明确指出要提高非公立医疗机构的比重，形成公立与非公立医院并存的态势，使二者相互竞争，在竞争中提高公立医院的核心竞争力。要更好地将社会资本引入到公立机构，在目前公立医院处于绝对优势地位的情形下，社会各方力量要大力办医院，或为办医院提供多方支持，以形成有利的竞争环境，实现多元化的办医格局，进而促进公立医院公益性回归。

二　加大社会监管力度

在传统的医疗体制下，医疗机构的事务似乎一直由政府机构统抓，机构的发展一直处于半封闭的状态，没有以广大人民群众的需求为出发点。随着医疗体制改革深化，医疗机构的服务开始面向广大人民群众，医疗信息也逐渐走向公开化。这次改革不仅是政府卫生行政机构职能的重大转变，顺应了改革的要求，更为重要的是满足了广大人民群众的切身要求。要充分发挥行业自律组织作用。要建立全面的医生执业记录和评价系统，充分发挥医师组织的提供服务、反映诉求和规范行为等作用，弥补现有重经济指标、轻服务指标，重准入资格和职称管理而轻医疗行为管理的倾向。

三 探索社会评价机制

积极探索第三方评价机制，建立医疗机构之外的社会评价系统，鼓励行业协会医院管理（医疗）咨询公司等社会组织对公立医院的公益性进行独立评价和监督，结合医院内外的各种数据信息和案例等，使用科学的方法，将公立医院的各种公益行为列入考核指标，进行科学的评价，最终予以公布。第三方评价在注重公立医院公益性考核的同时，也要注重保持公立医院的健康可持续发展。通过考核，达到对医务人员职业行为的既约束又激励，从而加强医务人员的优质服务理念，规范公立医院的公益化服务行为，提高公立医院的服务水平。

四 新闻媒体要支持监督公立医院回归公益性

1. 建立正确的舆论导向。公立医院的健康发展事关人民群众的身体健康，事关政府形象。长期以来，我国的公立医院为保障人民群众身体健康做出了巨大贡献，无数白衣天使为了治疗和抢救病人付出了自己的心血、汗水甚至生命。公立医院在发展过程中，有成绩也有失误，有亮点也有不足，有些是由公立医院自身决定造成的，有些问题则涉及社会的各个方面。公立医院的主流是好的，广大医务人员的主流也是好的，这是一个不争的事实。新闻媒体应秉持客观、公正的新闻报道基本原则，综合分析、科学判断，对相关事件和当事人的观点和建议给予尽可能平衡的报道，避免充当"仲裁者"角色，努力为公立医院发展营造良好、有序的社会环境和舆论环境。

2. 依法进行舆论监督。努力建设法制社会，舆论监督是法制社会的重要特征。公立医院的运行也在相关法律法规的框架内进行，超越法规或者违反规定都是偏离正确发展方向的表现。同样，舆论监督要以调查研究得出的事实真相为依据以法律法规为准绳。媒体在建设法制社会过程中应摆正自己的位置，承担起应尽的责任，促进公立医院遵守法律法规、合法运营。坚决防止和纠正个别新闻人员带着极强的功利心去监督，发现问题后"用钱息事宁人"的现象。

3. 要树立正面典型。一个正面典型，能够带动一个队伍、一个行业甚至是一个时代。在公立医院回归公益性的过程中，各种公共媒体要主动宣传卫生方针、政策，挖掘公立医院中那些默默奉献的普通人物，宣传公立医院涌现出的先进人物、先进事迹。尤其是那些医德高尚、医术精湛的正面典型，为构建和谐医患关系发挥积极的正面引导作用，让患者和医生都处在一个相互理解、相互信任的良好环境中，为患者的疾病治疗和康复创造最有利的心理基础。

4. 帮助群众正确认识公立医院。医疗是高风险职业，要多宣传医学领域的特殊性、高科技性和高风险性，引导群众理性对待治疗中的质疑和医疗纠纷苗头。医学的每一步发展进步，都是经过反复试验的结果。每一项治疗手段，都是针对病人病情而使用的。同样的治疗手段、同样的药物，用在有着同样病情的不同病人身上，效果是不一样的。要通过舆论宣传教育，提高群众的科学知识水平和素质，使患者和医生在相信科学、尊重科学、互信互尊的气氛中开展医疗活动，而不应该一味指责医疗行为，使患者对医疗效果抱有不切实际的过高期待和要求。否则将极大地束缚医生治疗疾病的主观能动性，造成医生"多一事，不如少一事"的被动心态，不仅使患者疾病的及时治疗受到影响，也减缓了公立医院采用现代医学科学进步的成果的进程，阻碍整个医学研究和实践的健康发展。

结论与展望

一 研究结论

1. 我国公立医院在我国医疗体系中占有绝对优势，为了和新医改文件中"公立医院回归公益性"提法一致，所以本书定题为"我国公立医院公益性评价研究"。随着多元化社会办医局面的形成，各种经济成分的医院如雨后春笋般兴起，医院是否具有公益性不再由所有制决定，公益性评价范围也不仅限于公立医院。

2. 本书确立公立医院公益性评价指标和构建评价模型时，把眼光放在公立医院本身的作为和社会信誉上，并且各项评价指标的客观性都比较强，这样做就使评价更符合我国目前公立医院的实际情况，便于同级同类医院的公益性评价比较及同一医院不同时期公益性水平比较。如果把政府的一些作为，如财政补偿、建立城乡医院信息共享平台等，也列入公立医院公益性评价指标，那么不同地区的政府作为就影响了公立医院公益作为的评价。有着同样公益作为的公立医院，如果因一个地区政府财政补偿不到位，那么这个地区公立医院的公益性评价结果就不如那个财政补偿到位地区的医院。这个结果显然是不公平的，得出不公平结果的评价模型也就没有科学性可谈了。

3. 我国公立医院改革经过试点仍没有成熟经验。基于未确知测度理论建立的公立医院公益性评价模型，顺应了我国现阶段公立医院改革总目标确定（回归公益性）而正确做法不确定（各地都在做不同探索）的要求。该模型所用指标明显易得，适用于各级各类公立医院，而且可借助建立数字化程序软件轻松地开展评价工作。

4. 公立医院提供的医疗卫生服务是一种为社会全体公民提供服务的职业行为，其本身具有复杂性。公立医院回归公益性也是一项系统性工作，不仅涉及政府作为、公立医院主动、全社会支持，而且取决于整个社会文化尤其是公民整体素质的提高。公立医院最终回归到公益性，调动医务人员的积极性，实现医院资源的合理有效的利用，任务重大而艰巨。这就要求我国公立医院改革必须结合我国国情，遵循我国医疗卫生发展规律，走具有中国特色的公立医院改革之路。

二　研究展望

公立医院公益性作为一个笼统概念可以相对固定，但其内涵随着时代的发展也是不断变化和调整的。譬如，随着单病种收费的推广，必然列入公益性评价指标。政府在主导公立医院公益性的作为，诸如财政补偿、监管措施等也必然量化归入评价指标体系之中。今天站在历史发展的一个节点研究公立医院公益性，必然受政治、经济、社会等多种限制，必然存有不少"视觉障碍"和"短见"，只能"力求做到科学、公正、合理"。随着第三方评价在我国的兴起，公立医院公益性也应引入第三方评价，弥补体制内评价的局限和不足，确保评价不受隶属关系、利益关系等干预，使评价过程更加透明、公开、开放，并运用现代网络平台让更多的利益相关者参与，将评价者、评价标准和评价过程置于公众监督之下，确保评价结果的独立性、客观性和公正性。

本研究为公立医院公益性评价做了探索，评价指标体系和模型将随时代发展而相应充实调整。无论公立还是私立、营利性还是非营利性，一个医院是否具有公益性，如何评价其公益性以及和其他医院在公益性维度上如何进行比较等，都可运用本研究的成果。本书如能作为一块引玉之砖，足幸矣！

参考文献

中文部分

1. 连续出版物

［1］杨志民：《未确知信息的数学处理方法》，《中国管理科学》2000 年第 8 期，第 192 页。

［2］李小伟：《新型农村合作医疗中的政府职能定位》，《经济问题》2006 年第 10 期，第 14—15 页。

［3］张明月：《对公立医院公益性的认识与思考》，《中国卫生经济》2008 年第 12 期，第 8—11 页。

［4］刘继同、郭岩：《卫生事业公益性与福利性定性的本质区别是什么》，《中国医院管理》2007 年第 8 期，第 5 页。

［5］刘正炼：《公立医院在缓解"看病难"问题上的社会责任》，《中国医院》2006 年第 11 期，第 70—71 页。

［6］鄂琼、厉传琳等：《公立医疗机构公益性淡化的根源分析》，《中国卫生资源》2006 年第 6 期，第 278—280 页。

［7］石光、李静、刘秀颖：《公立医院社会功能的理论探讨》，《中国卫生资源》2002 年第 6 期，第 263—267 页。

［8］韩绥生：《关于公立医院公益性问题的认识与思考》，《中国医院管理》2008 年第 5 期，第 2—3 页。

［9］方道筑：《临床路径在医院管理中的应用》，《护理管理杂志》2003 年第 3 期，第 21—23 页。

［10］石光、侯安营、耿寒松：《社会资本投资于医疗服务领域的相关政策》，《中国医院管理》2004 年第 10 期，第 1—3 页。

［11］胡海华：《论医疗行为的公益性》，《中国卫生事业管理》2008 年第

7 期，第 471—476 页。

[12] 陈晓勤、周斌、徐卫国：《论转型时期公立医院的发展战略》，《中国医院》2007 年第 4 期，第 2—4 页。

[13] 阮鹏、金家贵：《体现公立医院公益性的一些做法探讨》，《西部医学》2007 年第 5 期，第 983 页。

[14] 周金玲：《公立医院的公益性解析》，《卫生经济研究》2008 年第 7 期，第 3—5 页。

[15] 马丽平、吴奇飞：《公立医院改革模式的回顾与反思》，《中国卫生经济》2006 年第 2 期，第 16—19 页。

[16] 郑大喜：《公立医院如何实现公益性质》，《中国医院院长》2006 年第 4 期，第 43—45 页。

[17] 程广德、葛余兆：《公立医院公益性淡化原因与实现途径》，《卫生经济研究》2006 年第 11 期，第 9—11 页。

[18] 石光、刘秀颖、李静：《我国经济转型时期公立医院社会功能评估的研究框架》，《中国卫生资源》2002 年第 5 期，第 210—213 页。

[19] 党勇、黄二丹、王小万等：《维护公立医疗机构公益性的制度选择》，《中国医院管理》2007 年第 4 期，第 1—2 页。

[20] 应亚珍：《公立医院公益性回归途径的实现》，《财政研究》2007 年第 9 期。

[21] 尹春艳、吉琳、欧景才、田军章、温良庆、杨卫国：《建立政府对公立医院监管的长效运行机制》，《中国医院》2008 年第 9 期。

[22] 张娟、于保荣、钟爽：《公立医院公益性问题的博弈模型分析》，《卫生经济研究》2008 年第 6 期。

[23] 吴颖雄、田侃：《医疗机构"管办分离"的经济法原理分析》，《南京医科大学学报》（社会科学版）2009 年第 1 期。

[24] 王长青：《公立医院公益性问题的博弈模型分析》，《卫生经济研究》2008 年第 6 期。

[25] 陈晓阳、杨同卫：《论医生的双重角色及其激励相容》，《医学与哲学》2006 年第 2 期，第 27—28 页。

[26] 钟南山：《公立医院改革最大的贡献在于提高辐射社区城镇的医疗水平》，《中国社区医师》2010 年第 4 期。

[27] 顾昕、张欢等：《医疗救助体系与公立医疗机构的社会公益性》，

《江苏社会科学》2006 年第 3 期，第 83—87 页。

[28] 王长青：《试论公立医院产权改革过程中公益性的实现》，《中国医院管理》2008 年第 3 期，第 48—50 页。

[29] 蓝志勇、陈国权：《当代西方公共管理前沿理论述评》，《公共管理学报》（社会科学版）2007 年第 3 期，第 1—11 页。

[30] 钟爽、于保荣：《公立医院公益性问题的博弈模型分析》，《卫生经济研究》2008 年第 6 期，第 21—23 页。

[31] 吴伟斌：《公共卫生产品的基本属性和供求均衡分析》，《中华医院管理杂志》2004 年第 12 期，第 705—708 页。

[32] 胡坤、孟庆跃、胡少霞：《利益相关者理论及在卫生领域中的应用》，《医学与哲学》（人文社会医学版）2007 年第 2 期，第 17—19 页。

[33] 王永莲、杨善发、黄正林：《利益相关者分析方法在卫生政策改革中的应用》，《医学与哲学》（人文社会医学版）2006 年第 4 期，第 23—25 页。

[34] 今春林：《公正医疗机构补偿机制改革的思考》，《中国卫生资源》2005 年第 6 期，第 265—267 页。

[35] 王清印、刘志勇：《不确定性信息的概念、类别及其数学表达》，《运筹与管理》2001 年第 4 期，第 9—15 页。

[36] 王光远：《未确知信息及其数学处理》，《哈尔滨建筑工程学院学报》1990 年第 4 期，第 1—9 页。

[37] 清印、崔援民、任彪：《不确定信息的产生根源与泛灰集合基础》，《华中理工大学学报》2000 年第 4 期，第 66—68 页。

[38] 石华旺：《一种基于熵权的未确知测度评价方法与应用》，《统计与决策》2008 年第 12 期，第 163 页。

[39] 苗卫军、陶红兵：《对公立医院公益性的内涵及外延的分析》，《医学与社会》2009 年第 4 期，第 28—30 页。

[40] 刘继同：《卫生事业公益性与福利性定性的本质区别是什么》，《中国医院管理》2007 年第 8 期，第 4—8 页。

[41] 雷海潮：《公立医院社会功能及价值探讨》，《中华医院管理杂志》2009 年第 7 期，第 434—435 页。

[42] 厉传琳：《公立医疗机构公益性的内涵界定》，《中华医院管理杂

志》2006 年第 10 期，第 62—63 页。

［43］周金玲：《公立医院的公益性解析》，《卫生经济研究》2008 年第 7 期，第 3—5 页。

［44］兰迎春、陈丽：《公立医院公益性实现形式问题研究》，《中国卫生质量管理》2010 年第 3 期，第 92—95 页。

［45］田丹、韩勇、陈英耀：《关于公立医疗机构公益性相关政策的回顾与评价》，《中国医院管理》2007 年第 8 期，第 20—21 页。

［46］曹海东、傅剑锋：《我国医改 20 年》，《医院领导决策参考》2005 年第 3 期，第 21—27 页。

［47］鄂琼：《公立医院机构公益性淡化的根源分析》，《中国卫生资源》2007 年第 6 期，第 278—280 页。

［48］郭有德：《我国医疗卫生改革进展与展望》，《中国卫生资源》2008 年第 4 期，第 151 页。

［49］葛恒云：《我国医改还面临着一系列重要的挑战》，《中国卫生事业管理》2009 年第 9 期，第 587—588 页。

［50］傅坤峰、胡西厚、雷国华：《统筹城乡卫生资源配置实现城乡卫生事业协调发展》，《中国卫生事业管理》2006 年第 12 期，第 754—755 页。

［51］李卫平：《我国公立医院治理结构研究总报告》，《中国医院管理》2005 年第 8 期，第 5—8 页。

［52］曹永福、王云岭：《论当前我国医疗市场对医患关系的影响》，《医学与哲学》2005 年第 2 期，第 9—11 页。

［53］江桂华、尹春艳、王理国：《我国公立医院改革现状分析》，《中国医院管理》2009 年第 1 期，第 27—30 页。

［54］罗乐宣：《我国公立医疗机构监督管理组织体系研究》，《医学与社会》2006 年第 9 期，第 58—60 页。

［55］孙晓明：《公立医院管理体制改革的战略思考》，《中国卫生资源》2003 年第 3 期，第 249—250 页。

［56］朱明、陈俊峰：《浅谈当前医院管理中公益性与经营性兼顾的问题》，《基层医学论坛》2007 年第 3 期，第 202 页。

［57］胡旺存、郝成柱：《浅谈现代医院的人力资源及其成本控制》，《皖西学院学报》2008 年第 9 期。

［58］郑大喜：《信息不对称下医患之间的利益冲突与博弈策略分析》，《中国医学伦理学》2007 年第 2 期，第 52—56 页。

［59］赵玉芳、张庆林：《医生职业倦怠研究》，《心理科学》2004 年第 5 期，第 1137—1138 页。

［60］刘盟：《谁能承受生命之重——推进医疗责任保险统保》，《中国保险》2005 年第 1 期，第 35—37 页。

［61］潘习龙、张红、徐冬尽：《论政府在医院监管过程中的角色问题》，《中国医院管理》2006 年第 11 期，第 8—9 页。

［62］李玲：《让公立医院回归社会公益的轨道》，《求是》2008 年第 7 期，第 56 页。

［63］吴小龙、陶红兵、沈维前：《对公立非营利性医院合理补偿机制的思考》，《医学与社会》2005 年第 4 期，第 52—54 页。

［64］袁汇亢、曹岳兴、周莹：《公立医院医疗服务价格补偿机制存在问题及对策》，《中国医药指南》2009 年第 1 期，第 158 页。

［65］方鹏骞、张芬、陈昊等：《取消药品加成对公立医院运行模式的影响》，《我国医院管理》2009 年第 5 期，第 4—6 页。

［66］潘先蓉：《"看病难、看病贵"成因剖析与政策展望》，《中国卫生事业管理》2007 年第 6 期，第 377—378 页。

［67］刘培峰：《非营利组织的几个相关概念的思考》，《中国行政管理》2004 年第 10 期，第 37—40 页。

［68］付冰：《医院绩效评价指标考核体系的探讨与实施》，《中国医院管理》2009 年第 1 期，第 59—60 页。

［69］吴少林：《医疗体制改革与医院发展思考》，《现代医院》2007 年第 4 期，第 1—2 页。

［70］刘军民、张维：《健全我国公立医院财政补偿机制的基本思路》，《卫生经济研究》2007 年第 2 期，第 11—13 页。

［71］吴颖雄、田侃：《医疗机构"管办分离"的经济法原理分析》，《南京医科大学学报》（社会科学版）2009 年第 1 期。

［72］邓国胜、纪颖：《从治理模式看公立医院改革——以无锡市为例》，《国家行政学院学报》2007 年第 2 期，第 70—73 页。

［73］陈晓阳、杨同卫：《论医生的双重角色及其激励相容》，《医学与哲学》2006 年第 2 期，第 27—28 页。

[74] 刘正炼：《公立医院在缓解"看病难"问题上的社会责任》，《中国医院》2006 年 11 期。

[75] 张明月：《对公立医院公益性的认识与思考》，《中国卫生经济》2008 年第 12 期，第 8—11 页。

2. 专著

[1] 程晓明：《卫生经济学》，人民卫生出版社 2003 年版。

[2] 曾峻：《公共管理新论：价值、体系与工具》，人民出版社 2006 年版。

[3] 汪若枚、靳云汇：《企业利益相关者理论与应用研究》，北京大学出版社 2009 年版。

[4] 邓聚龙：《灰色系统基本方法》，华中理工大学出版社 1987 年版。

[5] 刘开第、吴和琴、庞彦军等：《不确定性信息数学处理及应用》，科学出版社 1999 年版。

[6] 孙振秋、王乐三：《医学综合评价方法及其应用》，化学工业出版社 2006 年版。

[7] 丁涵章：《现代医院管理全书》，杭州出版社 1999 年版。

[8] 杜栋、庞庆华、吴炎：《现在综合评价方法与案例精选》，清华大学出版社 2008 年版。

[9] 赵焕臣、许树柏、和金生：《层次分析法———一种简易的新决策方法》，科学出版社 1986 年版。

[10] 杜乐勋、张文鸣、王培舟：《我国医疗卫生发展报告（NO.5）》，社会科学文献出版社 2009 年版。

[11] 陈文玲、易丽华：《2011 年我国医疗卫生体制改革报告》，中国协和医科大学出版社 2011 年版。

[12] 周绿林：《卫生经济及政策分析》，东南大学出版社 2004 年版。

[13] 孟庆跃、徐凌中、陈宁姗：《卫生经济学》，南海出版公司 1997 年版。

[14] 钱信忠：《现代医院管理实务全书》，中国统计出版社 1995 年版。

[15] 陈洁：《医院管理学》，人民卫生出版社 2005 年版。

[16] 梁万年：《卫生事业管理学》，人民卫生出版社 2004 年版。

[17] 金新政：《卫生管理系统工程》，武汉大学出版社 1998 年版。

[18] 史自强：《医院管理学》，上海远东出版社 1995 年版。

［19］王小丽:《现代卫生经济研究》,广东经济出版社 1999 年版。

［20］魏颖:《卫生经济学与卫生事业管理》,人民卫生出版社 1998 年版。

［21］姚高升:《中医医院管理学》,上海科学技术出版社 1994 年版。

［22］素银河:《医院经济管理》,科学技术文献出版社 1997 年版。

［23］刘力钢:《医院持续发展论》,经济管理出版社 2001 年版。

［24］王名:《非营利组织管理概论》,中国人民大学出版社 2002 年版。

［25］曹荣桂:《医院管理学概论》,人民卫生出版社 2003 年版。

［26］桑特勒:《卫生经济学:理论、案例和产业研究》,北京大学医学出版社 2006 年版。

［27］陈洁:《医院管理学》,人民卫生出版社 2005 年版。

［28］王志平、陈一戎、李存文:《现代医院管理概要》,人民军医出版社 2003 年版。

［29］于保荣:《医改之路:国际经验与支付方式》,山东大学出版社 2009 年版。

［30］李鲁、郭岩:《卫生事业管理》,中国人民大学出版社 2006 年版。

［31］张录法:《我国医疗机构良性运作的制度构建》,知识产权出版社 2008 年版。

［32］杜乐勋、张文鸣、王培舟:《中国医疗卫生发展报告（NO.4）》,社会科学文献出版社 2008 年版。

［33］蒋祥虎:《公立医院运行机制改革创新研究》,中国经济出版社 2005 年版。

［34］柏拉图:《理想国》,郭斌和、张竹明译,商务印书馆 1986 年版。

［35］斯密:《国富论》,谢祖钧、孟晋、盛之译,中南大学出版社 2003 年版。

［36］庇古:《福利经济学》,何玉长、丁晓钦译,上海财经大学出版社 2009 年版。

［37］迈尔斯:《公共经济学》,匡小平译,中国人民大学出版社 2001 年版。

［38］萨缪尔森:《经济学》,萧琛、蒋景媛译,人民邮电出版社 2011 年版。

［39］休斯:《公共管理导论》,张成福、王学栋等译,中国人民大学出版社 2007 年版。

［40］登哈特：《新公共服务——服务，而不是掌舵》，丁煌译，中国人民大学出版社 2004 年版。

［41］弗雷得里克森：《公共行政的精神》，张成福等译，中国人民大学出版社 2003 年版。

［42］弗里曼：《战略管理——利益相关者方法》，王彦华、梁豪译，上海译文出版社 2006 年版。

［43］罗宾斯、库尔特：《管理学》，孙健敏、黄卫伟等译，中国人民大学出版社 2004 年版。

3. 学位论文

［1］李倩：《面向管理改进的医疗服务顾客满意度测评模型研究》，硕士学位论文，四川大学，2006 年。

［2］杜兰英：《医疗服务质量管理体系研究》，博士学位论文，武汉理工大学，2003 年。

［3］金南顺：《城市公共服务研究》，博士学位论文，东北财经大学，2006 年。

［4］李凤廷：《公共服务质量管理绩效指标体系及其应用研究》，硕士学位论文，南昌大学，2006 年。

［5］董婧：《现行医疗体制中公立医院医疗服务质量研究——以 A 公立医院为例》，硕士学位论文，暨南大学，2009 年。

［6］王虹玉：《包头地区高级医务人员激励机制研究》，硕士学位论文，大连理工大学，2007 年。

［7］毕磊：《我国公立医院发展战略研究》，硕士学位论文，武汉理工大学，2008 年。

［8］谷巍：《F 医院绩效管理体系的构建——以临床科室为例》，硕士学位论文，厦门大学，2008 年。

［9］伍晶晶：《公立医院竞争力的基模分析与评价》，硕士学位论文，南昌大学，2009 年。

［10］刘肖宏：《公立医院社会责任的研究》，硕士学位论文，青岛大学，2009 年。

［11］赵华清：《企业医院在信息时代的战略管理研究》，硕士学位论文，北京交通大学，2007 年。

［12］吴踏、杜纲：《基于核心竞争力的医院发展战略研究》，硕士学位论

文，天津大学，2004 年。

[13] 杨叔禹：《公立综合性医院可持续发展研究——厦门市 A 医院构建核心竞争力研究》，硕士学位论文，厦门大学，2008 年。

[14] 卫刚：《构建和谐公立医院研究》，硕士学位论文，中国海洋大学，2009 年。

[15] 赵鸿飞：《吉林省公立医院改革研究》，硕士学位论文，东北师范大学，2010 年。

[16] 朱佩慧：《我国公立医院机构改革的模式选择及相关因素分析》，硕士学位论文，东北师范大学，2003 年。

[17] 吴敏：《我国城市公立医疗机构管理体制改革研究》，硕士学位论文，武汉大学，2005 年。

[18] 武爱文：《公立非营利性医院利益相关者导向与绩效的关系研究》，博士学位论文，中国人民大学，2008 年。

[19] 赵军：《公立医院战略成本管理理论与实证研究》，博士学位论文，同济大学，2006 年。

[20] 唐山清：《公共利益实现的辩证分析》，硕士学位论文，四川师范大学，2007 年。

[21] 李华：《公立医院市场导向及其绩效关系的实证研究》，博士学位论文，吉林大学，2009 年。

[22] 韩玉珍：《基于信息不对称的我国公立医院过度医疗治理研究》，博士学位论文，哈尔滨工程大学，2008 年。

[23] 孙逊：《公立医院集团化经营的经济学分析及其治理结构研究》，博士学位论文，第二军医大学，2007 年。

[24] 刘晓惠：《中国医院行为的经济学分析——全球化背景下中国医院的现状》，博士学位论文，对外经济贸易大学，2005 年。

[25] 刘影：《我国公共服务市场化过程中存在的问题与对策研究》，硕士学位论文，电子科技大学，2009 年。

[26] 陈晓珍：《公共服务供给中的非营利组织参与研究》，硕士学位论文，厦门大学，2009 年。

[27] 陈宏辉：《企业利益相关者理论与实证研究》，博士学位论文，浙江大学，2003 年。

[28] 陈欣：《公立医院激励约束机制研究》，博士学位论文，天津大学，

2005 年。

[29] 曹金彪：《医疗补偿机制研究》，博士学位论文，中国人民大学，2002 年。

[30] 王长青：《公益性视角下公立医院产权制度改革监控机制研究——以江苏省宿迁市为例》，博士学位论文，华中科技大学同济医学院，2000 年。

4. 其他文献

[1] 中华人民共和国国家卫生和计划生育委员会：《2013 我国卫生统计年鉴》， http://www.nhfpc.gov.cn/htmlfiles/zwgkzt/ptjnj/year2013/in-dex2013.html。

[2] 雷海潮：《公益性的理论盲点与实践起点》，《健康报》2011 年 12 月 5 日第 006 版。

[3] 陈安民：《公立医院必须坚持公益性质》，《健康报》2007 年 11 月 27 日第 01 版。

[4] 李玲：《卫生事业必须强调公益性》，《健康报》2008 年 2 月 28 日第 03 版。

[5] 陈昌盛、蔡跃洲：《我国公共服务综合评估报告》，《中国经济时报》2007 年 1 月 22 日。

[6] 石超明：《卫生事业公益性的当代诠释》，《长江日报》2007 年 11 月 1 日第 12 版。

[7] 邓琳：《卫生部承认目前医院公益性淡化》，《北京现代商报》2006 年 5 月 12 日。

[8] 陈文玲：《药品价格居高不下原因何在》，《中国医药报》2005 年 2 月 22 日第 04 版。

外文部分

[1] Clarkson. "M. A Stakeholder Framework for Analyzing and Evaluating Co-operate Social performance", *Academy of Management Review*, 1995.

[2] Donaldson. T. Preston, L. E. et al. "The stakeholder theory of the corpo-ration：Concepts, evidence and implications", *Academy of Management Review*, 20 (1), 1995, pp. 65 – 91.

[3] Griffith JR, Alexander JA et al. "Measuring Comparative Hospital Per-

formance", *Health Manage*, 47, 2002, pp. 67 – 69.

[4] Clare Chow-Chua Mark Goh. "Framework for evaluating Performance and quality improvement in hospitals", *Managing Service Quality*, 12, 2002, pp. 54 – 66.

[5] Robert E. Mechanic. "Medicaid's disproportionate share hospital program: complex Structure, critical Payments. NHPF background paper", *Washington D. C.: National Health Police Forum*, 2004, pp. 3 – 4.

[6] Keberg UR. "Social change necessitates a reform of the medical profession. A contribution to the public health policy discussion regarding the future of health care in Germany", *Med Klin (Munich)*, 94 (6), 1999.

[7] Faulkner LR, Eaton JS Jr, Rankin RM er al. "Administrative relationships between state hospitals and academic psychiatry departments", *Am J Psychiatry*, 140 (7), 1983, pp. 898 – 901.

[8] Scott C, Oswald S, Sanders T. "Hospital HR management: changing functions in a changing environment", *Personnel*, 65 (2), 1988.

[9] Hart JD, Hageman WM. "Streamlining your corporate structure: a new concept in Governance", *Healthe Exec*, 4 (3), 1989, pp. 25 – 26.

[10] Daniels S, Ramey M. "Faster than a speeding bullet: changes in medical rules for the hospital case manager", *Prof Case Manag*, 13 (5), 2008.

[11] Lim MK. "Shifting the burden of health care finance: a case study of public-Private partnership in Singapore", *Health Policy*, 69 (1), 2004.

[12] Sear AM. "Comparison of efficiency and profitability of investor-owned multihospital systems with not-for-profit hospitals", *Health Care Manage Rev*, 16 (2), 1991.

[13] Lim MK. "Shifting the burden of health care finance: a case study of public-Private partnership in Singapore", *Health Policy*, 69 (1), 2004, pp. 83 – 92.

[14] Freeman, R. E. "Strategy management: A stakeholder approach", Boston, Pittman, 1984.

[15] Clarkson, M. "A Stakeholder Framework for Analyzing and Evaluating

Cooperate Social performance", *Academy of Management Review*, 1995, pp. 92 – 117.

[16] Denhardt, Robert B, and Janet Vinzant Denhardt et al. "Leadership for Charge: Case Studies in American Local Government, Arlington", VA: Price Waterhouse Coopers Endowment for the Business of Government, 1999.

附录 1

公立医院医务人员满意度调查问卷

尊敬的医务人员：

您好！首先感谢您在百忙之中抽出时间来填写本问卷。

本次问卷调查，旨在向您了解当前医院管理工作及医务人员职业体验的现状，希望通过研究改善医疗执业环境，为改进医院管理提供参考依据。特向您征询宝贵意见，在此真诚感谢！本问卷采用不记名方式，所得的资料仅供学习研究分析所用，不对外公布并严格保密，您可据实回答而无须担忧。问卷共包括三部分，请您根据自己的实际感受和看法进行答题，答案无所谓正确与否。您的意见是本研究的重要资料来源，答题时请勿遗漏，谢谢合作！

再次感谢您在百忙之中对本研究的支持和协助，祝您工作顺利！

---

1. 我对医院的发展前景和发展潜力

①非常满意；②比较满意；③基本满意；④不太满意；⑤不满意。

2. 医院的资源条件

①非常满意；②比较满意；③基本满意；④不太满意；⑤不满意。

3. 医院的管理和制度

①非常满意；②比较满意；③基本满意；④不太满意；⑤不满意。

4. 科室管理

①非常满意；②比较满意；③基本满意；④不太满意；⑤不满意。

5. 个人薪酬和福利待遇

①非常满意；②比较满意；③基本满意；④不太满意；⑤不满意。

6. 医院的奖金分配

①非常满意；②比较满意；③基本满意；④不太满意；⑤不满意。

7. 医院的工作环境

①非常满意；②比较满意；③基本满意；④不太满意；⑤不满意。

8. 医院的教育培训工作

①非常满意；②比较满意；③基本满意；④不太满意；⑤不满意。

9. 个人发展前景

①非常满意；②比较满意；③基本满意；④不太满意；⑤不满意。

10. 医院的管理班子

①非常满意；②比较满意；③基本满意；④不太满意；⑤不满意。

附录 2

住院患者满意度调查表

尊敬的朋友:

您好! 为了研究本地区医疗市场状况, 促进本地区卫生机构改进医疗服务水平, 特向您征询宝贵意见, 在此真诚感谢! 您的个人情况不须提供, 您可据实回答而无须担忧。

1. 对办理入、出院手续是否方便的满意程度
①非常满意; ②比较满意; ③基本满意; ④不太满意; ⑤不满意。

2. 对初入病房时医护人员接待你的满意程度
①非常满意; ②比较满意; ③基本满意; ④不太满意; ⑤不满意。

3. 对医院就医环境的满意程度
①非常满意; ②比较满意; ③基本满意; ④不太满意; ⑤不满意。

4. 对住院营养饮食的满意程度
①非常满意; ②比较满意; ③基本满意; ④不太满意; ⑤不满意。

5. 对医院收费的满意程度
①非常满意; ②比较满意; ③基本满意; ④不太满意; ⑤不满意。

6. 对医务人员回答问题的满意程度
①非常满意; ②比较满意; ③基本满意; ④不太满意; ⑤不满意。

7. 对医生医疗技术的满意程度
①非常满意; ②比较满意; ③基本满意; ④不太满意; ⑤不满意。

8. 对治疗效果的满意程度
①非常满意; ②比较满意; ③基本满意; ④不太满意; ⑤不满意。

9. 对护士护理工作(如发药、清洁护理等)的满意程度
①非常满意; ②比较满意; ③基本满意; ④不太满意; ⑤不满意。

10. 对医院安保工作的满意程度

①非常满意；②比较满意；③基本满意；④不太满意；⑤不满意。

附录 3

门诊患者满意度调查表

尊敬的朋友：

您好！为了研究本地区医疗市场状况，促进本地区卫生机构改进医疗服务水平，特向您征询宝贵意见，在此真诚感谢！您的个人情况不须提供，您可据实回答而无须担忧。

1. 对导诊人员的满意程度

①非常满意；②比较满意；③基本满意；④不太满意；⑤不满意。

2. 对挂号、收费人员服务态度的满意程度

①非常满意；②比较满意；③基本满意；④不太满意；⑤不满意。

3. 对医院收费的满意程度

①非常满意；②比较满意；③基本满意；④不太满意；⑤不满意。

4. 对看病排队的满意程度

①非常满意；②比较满意；③基本满意；④不太满意；⑤不满意。

5. 对医生诊治水平的满意程度

①非常满意；②比较满意；③基本满意；④不太满意；⑤不满意。

6. 对医生服务态度的满意程度

①非常满意；②比较满意；③基本满意；④不太满意；⑤不满意。

7. 对护士操作技术的满意程度

①非常满意；②比较满意；③基本满意；④不太满意；⑤不满意。

8. 对护士服务态度的满意程度

①非常满意；②比较满意；③基本满意；④不太满意；⑤不满意。

9. 对就诊程序及指引的满意程度

①非常满意；②比较满意；③基本满意；④不太满意；⑤不满意。

10. 对就诊环境的满意程度

①非常满意；②比较满意；③基本满意；④不太满意；⑤不满意。

附录 4

公立医院社会公益活动评价表

序号	项目	2009 年	2010 年	2011 年
1	承担突发公共卫生事件 1.1 承担公共卫生事件的次数 1.2 发生的费用			
2	公共卫生突发事件紧急医疗救援任务 2.1 重大疫情紧急救助任务的次数 2.2 发生的费用 2.3 承担重大灾害紧急救助任务的次数 2.4 发生的费用 2.5 重大事故（群体伤亡事件）救助次数 2.6 发生的费用 2.7 食物中毒事件救助次数 2.8 发生的费用			
3	承担下级医院技术骨干的临床专业进修任务（人次数）			
4	城市医院支援农村和社区、支援边疆卫生工作、援外医疗等指令性任务 4.1 城市支援农村（人次数） 4.2 城市支援农村（总天数） 4.3 城市支援社区（人次数） 4.4 城市支援社区（总天数） 4.5 城市支援边疆（人次数） 4.6 城市支援边疆（总天数） 4.7 援外医疗（人次数） 4.8 援外医疗（总天数）			
5	三级医院承担高等医学院校的临床教学和实习工作（人次数）			
6	对困难人群（贫困人员、无主病人、流浪乞讨病人）实行免费医疗或优惠减免情况 6.1 免费救助人次 6.2 实际发生费用 6.3 优惠减免人次 6.4 减免的费用			

附录5

公立医院公共卫生服务开展情况核查表

序号	内　　容	①是	②否
1	医院是否成立由医院主要领导及相关科室人员组成的公共卫生管理领导小组，全面负责公共卫生管理工作		
2	医院是否指定专门科室或成立相应的机构，配齐专用设备（包括专用电话、传真机、计算机、网络等），具体负责各项公共卫生管理工作		
3	医院是否制定公共卫生管理相关制度、各类突发公共卫生事件应急预案和工作流程，建立责任追究制度和奖惩机制，并加强对执行情况的检查考评		
4	医院是否承担疾病预防		
5	医院是否承担救灾及重大事件医疗服务		
6	医院是否直报"疫情及突发公共卫生事件"		
7	医院是否对医护人员进行健康教育理论与技巧教育，结合突发公共卫生事件和重点传染病防治及自身存在的危险行为因素进行医学科普教育		
8	健康教育是否纳入医院工作计划，有经费保障；专人负责健康教育工作		
9	医院是否设立健康咨询处		
10	医院是否提供妇女儿童保健		
11	医院是否建立艾滋病筛查实验室，对孕产妇、手术病人和输血前病人等进行艾滋病抗体检测，建立艾滋病职业暴露处理应急机制		
12	是否设立高危门诊，重度高危孕产妇和发生孕产妇、围产儿及婴幼儿死亡及发现新生儿出生缺陷要及时进行调查、评审并按规定程序上报		
13	是否开展助产技术、计划生育技术服务		
14	医院是否指定专人负责新生儿第一针乙肝疫苗和卡介苗的接种，将新生儿免疫接种服务和管理纳入本单位综合目标管理和产科质量检查考核的内容		
15	医院是否按《医院感染管理办法》要求，建立医院感染管理责任制		

序号	内　　容	①是	②否
16	医院是否配备院感专职人员，收集、分析院感相关资料，开展院感事故或暴发流行的个案调查、检测与报告		
17	医院是否设置传染病等专用门诊		
18	医院是否有提供免费健康体检、手足口病筛查、社区义诊等		
19	对病人及其家属是否进行入院、治疗过程和出院教育，提高病人及其家属的健康意识和保健技能		